A Dieta Mediterrânica
Uma tradição na cozinha portuguesa

O autor
I. J. Lacerda nasceu em Lisboa e está radicado em Munique. Formou-se em dietética e nutricionismo na Anne Reijnvaanschool do Wilhelmina Gasthuis de Amsterdão, é diplomado pelo Instituto de Línguas e Intérpretes de Munique (SDI) e licenciado pelo Instituto Superior de Ciências Políticas de Munique.
Foi intérprete para organizações internacionais, jornalista e fotógrafo para vários jornais e revistas portugueses e colaborador permanente nas revistas alemãs *"***P.M. Magazin***"* e *"***Eltern***"* do grupo G+J/Bertelsmann. É investigador sobre História social europeia.

Outros livros
"Geheimnisse der lusitanischen Küche" © 2008 I. J. Lacerda
ISBN: 978 3 8370 9055 0
"Geheimnisse der portugiesischen Küche II" ©2011 I. J. Lacerda
ISBN: 978 3 7322 4068 5
"The Mediterranean-Atlantic Diet"©2014 I. J. Lacerda
ISBN: 978 3 7357 1898 3
"Secrets of traditional Portuguese cookery" © 2015 I. J. Lacerda
ISBN: 978 3 7347 7321 1
ou
www.portugal-kochbuecher.com

I. J. Lacerda

A Dieta Mediterrânica

Uma tradição na cozinha portuguesa

As receitas incluem os valores nutricionais

Bibliografische Information der Deutschen Nationalbibliothek:
Die Deutsche Nationalbibliothek verzeichnet diese Publikation in der Deutschen Nationalbibliografie; detaillierte bibliografische Daten sind im Internet über http://dnb.dnb.de abrufbar.

Esta publicação está registada na "Deutsche Nationalbibliothek" e catalogada na "Deutsche Nationalbibliografie"; Dados bibliográficos detalhados podem ser recolhidos pela Internet em http://dnb.dnb.de

©2015 I. J. Lacerda
Layout: I. J. Lacerda
Herstellung und Verlag:
BoD – Books on Demand, Norderstedt
ISBN – 978 3 7347 6876 7

Índice

Introdução ... 9
A gastronomia portuguesa ... 11
Quantidades por pessoa ... 14
Petiscos para uma Entrada ... 15
Ovos recheados ... 15
Pasta de atum caseira ... 15
O caldo verde tradicional ... 16
Pimentos fritos ... 17
Peixinhos da horta ... 17
Croquetes ... 18
Cabeça de Xara ... 19
Pipis fortalecentes ... 20
Camarão frito à Chefe ... 21
Amêijoas à Bulhão Pato ... 22
Pataniscas ... 23
Meia-desfeita com grão-de-bico ... 24
Carapaus de escabeche ... 25
Salada de feijão-frade com atum ... 26
Codornizes de escabeche ... 27
Bifanas à portuguesa ... 28

A cozinha do sul de Portugal ... 29
Sopa de grão-de-bico com cenoura ... 30
Sopa de tomate ... 31
Ostras à algarvia ... 32
Pleurotos à moda do Barlavento ... 33
Ervilhas com ovos e linguiça ... 34
Caldeirada de eirós à algarvia ... 35
Cataplana de marisco ... 36
Liça (tainha ou fataça) à moda de Sagres ... 37
Carapaus alimados à algarvia ... 38

Choquinhos fritos com batata-doce 39
Bife de atum com molho de tomate 40
Feijoada de choco 41
Filetes à pescador 42
Xarém com lingueirão ou navalheiras 43
Moreia seca frita à pescador 44
Sargo da Ponta da Agulha com molho de amendoim 45
Salada de polvo à moda de Tavira 46
Sopas de peixe com massa 47
Caldeirada de litão 48
Frango assado com piripiri 49
Galinha caseira à serrana 50
Galo caseiro de cabidela 51
Coelho à moda de Aljezur 52
Lebre ou coelho à caçadora 53
Cozido de grão 54
Carne de porco à alentejana 55
Porco assado com molho de figo 56
Picos (rojões) salteados 58
Almôndegas fritas 59
Atum de salada 60

As receitas tradicionais em Portugal 61
Peixe 61
Caldeirada à moda de Peniche 61
Sopa de caldeirada com massinhas 62
Pargo ou dourada assada no forno 63
Arroz de tamboril 64

Bacalhau 65
Arroz de bacalhau com coentros 65
Pastéis de bacalhau 66
Bacalhau à Bruxa 67

Bacalhau à Gomes de Sá 68
Bacalhau à lagareiro 69
Bacalhau à Braz.. 70
Bacalhau de tomatada.. 71
Bacalhau à moda de Faro 72

Carnes.. 73
Iscas à lisboeta 73
Carneiro ou borrego à jardineira.. 74
Carne guisada com esparguete 76
Cozido à portuguesa... 77
Feijoada à transmontana.. 78
Lacão de porco ou javali no forno... 80
Favas guisadas com chouriço mouro 81
Bifes de cebolada à Chefe 82
Bife à Marrare das sete portas... 83
Bife à café 84

Caça.. 85
Javali à Transmontana 85
Perdiz com puré de ervilhas 86

Molhos 87
Molho de tomate.. 87
Molho de manteiga.. 88
Molho para saladas (Vinaigrette)... 88

Acompanhamentos 89
Arroz branco de refogado (solto)... 89
Arroz de tomate 89
Esparregado... 90
Couve-de-Bruxelas 91
Batatas salteadas com cominhos 91

Uvas em vinho do Porto 91
Migas com toucinho fumado 92
Puré de ervilhas..93
Puré de cenoura...93
Puré de batata caseiro..94

Sobremesas & Doces 95
Pastéis de batata-doce 95
Arroz doce...96
Belhoses 96
Sericaia ou sericá 97
Sopa dourada...98
Toucinho-do-céu 99
Pastéis de nata 100
O curioso "Manjar Branco" 101

Introdução

As receitas antigas vão-se perdendo. Os mais novos, habituados a uma nova cultura gastronómica onde impera a *"fast food"* não conhecem os segredos das receitas culinárias tradicionais. Nem todo o petisco se deixa preparar numa máquina ou comprar num pacote. Os hábitos de confeção desaparecem. Os segredos esquecem-se. Alguns chefes de cozinha mais modernos servem-nos pequenas obras de arte em grandes pratos como se fossem peças de museu a preços descabidos das quais depois da refeição resta a dúvida.
Este livro destina-se aos que se interessam pela cultura do petisco saboroso, tradicional e português.
A gastronomia é um património cultural. A UNESCO aprovou a 4 de Dezembro de 2013 a gastronomia portuguesa como sendo um "Património Cultural Imaterial da Humanidade". Portugal integra agora oficialmente a lista dos países com a "Dieta Mediterrânica", devido ao carácter saudável dos ingredientes que usa, à diversidade e sazonalidade dos seus produtos e aos hábitos de confeção ancestrais.
Procure-se para tal manter a simplicidade, não descurando a elegância e a sofisticação. O objetivo não é comer caro, mas com qualidade. A inovação é aceitável, desde que seja sustentável. Muitas das receitas são rápidas na execução. Outras requerem uma certa prática. Todas provocam no entanto um prazer prolongado. Os ingredientes encontram-se em qualquer boa loja de bairro. A confeção e a fantasia são a única maneira de realizar esta já considerada como sendo a 9ª arte da Humanidade.
I. J. Lacerda

A gastronomia portuguesa

Há dois milénios, os povos do sul da Península eram essencialmente pastores, lavradores, caçadores e pescadores. A sua alimentação baseava-se no consumo de legumes, cereais sob a forma de pão, sopas e papas, e fruta selvagem. Nos dias festivos comiam carne de porco (ou javali), carneiro, cabra e aves, se houvesse. Os romanos exportavam da Península Ibérica azeite e produtos de peixe como o *garum*, uma pasta que usavam em quase todos os molhos, também produzida na Lusitânia.

Herdou-se depois a gastronomia dos alanos, dos suevos e dos visigodos que habitaram a Península durante cerca de 350 anos. A culinária no sul passou sendo, a partir do séc. VIII, influenciada pelos mouros do norte de Africa. Exemplos são os bolos de mel e de amêndoa, o gaspacho, as açordas e o arroz doce que se come em Portugal. A partir dessa época as mudanças são extremamente lentas devido a epidemias, guerras, catástrofes naturais e à pobreza daí resultante.

Os Descobrimentos portugueses no séc. XVI trouxeram-nos as especiarias, as frutas e os legumes exóticos do Oriente e de África. Apesar disso a gastronomia do pobre na baixa Idade Média e na Renascença continuava variando entre papas, sopas e fruta. A carne e a caça eram proibidas fora dos dias festivos. A cultura gastronómica desenvolvia-se na Corte, nos conventos e mosteiros, onde se preparavam os banquetes reais e a cozinha conventual com os grandes assados e cozidos, os fritos e a doçaria em toda a sua variedade. O rei e as tropas acolhiam-se nas vilas e nos mosteiros antes e depois das batalhas, exigindo cozinhar para centenas ou até milhares de pessoas o que levava frequentemente os locais à penúria e à privação. O mosteiro de Alcobaça albergou 999 monges (um número mágico ligado à *"Irmandade Branca"* cisterciense), o que nos dá uma ideia sobre a gigantesca logística diária que aí existia.

Os hábitos religiosos dos judeus contribuíram também para as novidades na gastronomia da Península. Quem não conhece as alheiras de Mirandela, feitas de carne de aves, evitando o porco proibido pela religião ou as fatias parideiras, por serem comidas como fortificante, após o parto? Hábitos judaicos são também o uso de vários condimentos e do azeite em vez da gordura animal e a preparação do carneiro.

Por outro lado foram os jesuítas portugueses que levaram as "tempuras", legumes passados por um polme e fritos em óleo, tal como os "peixinhos da horta", para o Japão. A sua origem refere-se às Têmporas (os três dias de jejum católico). Foram ainda os portugueses que introduziram o fabrico de queijo na América do Sul, levaram as malaguetas para Macau e trouxeram os ingredientes do caril indiano para a Europa.

Nos "tempos de ouro", no Portugal do séc. XVII e XVIII, "uma boa refeição" era o mesmo que dizer "uma refeição exótica". Existem descrições sobre banquetes fantásticos dados pela Corte no palácio real de Vila Viçosa no Alentejo onde pássaros voavam do interior dos empadões. A cozinha do palácio exibe ainda hoje cerca de 500 utensílios, entre tachos e panelas, de cobre. A nobreza nacional imitava à mesa os desmandos da nobreza francesa, a qual acabou na guilhotina. A Corte portuguesa fugiu dos franceses para o Brasil e dedicou-se a uma cozinha mais discreta. D. João VI passou a adorar frangos assados que trazia nos bolsos e ia comendo, diz-se. O povo ficou em Portugal rendeu-se à fome e mudou alguns hábitos.

Nos séculos seguintes, a população ibérica alimentou-se segundo a regra: „Saboroso é o que cresce em casa e se cria na horta ou se pesca no mar". Antes da moda dos produtos biológicos, os povos ibéricos davam importância aos produtos da terra, aos produtos "caseiros" (fumeiro e a carne), os vindos "da serra" (queijos e frutas) e o que se pescava na costa.

Continua a ser muito importante preservar os produtos regionais e alimentarmo-nos com os géneros próprios das estações do ano, recusando produtos de estufa ou importados doutro hemisfério, apanhados verdes para aguentarem a viagem. É um bem para a saúde e para a economia apoiarmos a agricultura local e os produtos genuínos regionais, comprando-os. Se atendermos à excelente qualidade não são mais caros do que os importados.

Mesmo sem crises económicas, fomes e guerras, o português acredita que se não comer de garfo, pelo menos duas vezes por dia, passa fome. Temos de voltar à "slow food", a arte de comer sem pressa, e arranjar tempo para nos alimentarmos de maneira saudável e agradável.

No limiar do terceiro milénio, quando toda a variedade de comida global se encontra à venda nos supermercados e a indústria farmacêutica nos torna a carne num antibiótico, é tempo de afirmar que uma verdadeira bifana não é uma *"Mac Bifana"*. É essencial termos uma boa ligação com produtos naturais, recusarmos os transgénicos e adotar uma cozinha de sensações e contrastes constantes.

A dieta mediterrânica baseia-se no consumo de legumes e fruta fresca, peixe fresco e aves, cereais e queijos. As refeições devem ser preparadas com bom azeite, temperadas com ervas aromáticas e usando pouco sal. O vinho, tomado sem excessos, é o melhor acompanhamento. A saúde agradece.

Quantidades por pessoa

Sopas:	¼ Litro
Carne com osso:	150 - 200 g
Carne sem osso:	100 - 150 g
Carne moída:	100 - 125 g
Filetes:	150 - 200 g
Peixe inteiro:	200 - 250 g
Mariscos grandes:	200 - 300 g
Camarões e bivalves:	100 - 150 g
Legumes, como acompanhamento:	200 - 250 g
Legumes, como salada:	100 - 150 g
Feijão e grão:	80 g
Massa/arroz de acompanhamento:	50 g
Massa/arroz como prato principal:	75 g
Massa/arroz para a sopa:	15 g
Batatas de acompanhamento:	150 - 200 g
Molhos:	3 - 4 c. sopa
Queijo, como sobremesa:	50 - 70 g
1 Chávena	40 g
1 Colher de chá (c. chá)	3 - 6 g
1 Colher de sopa (c. sopa)	5 - 15 g

NOTAS IMPORTANTES

1. Caso não se indique o contrário, as quantidades nas receitas destinam-se a quatro *pessoas*.
2. Apesar do rigor aplicado, <u>os valores nutricionais</u> são para mera orientação, calculados por refeição individual. Não devem ser usados como valores científicos. Não incluem os acompanhamentos.

Petiscos para uma Entrada

Ovos recheados

Valores Nutricionais:
Glícidos 0,56 g, gorduras 7,2 g, proteínas 6,6 g, calorias 70 Kcal.

4 ovos
1 c. sopa de azeite
1 c. chá de caril
1 c. chá de salsa, picada
4 azeitonas sem caroço
Sal e pimenta

1. Coza os ovos com a casca. Depois de bem cozidos, passe-os por água fria, retire a casca e corte-os no sentido longitudinal.
2. Separe, cuidadosamente, as gemas com uma colher para uma tigela e reserve as metades das claras.
3. Pise as gemas com um garfo, junte-lhes o azeite, o caril e a salsa. Tempere com sal e pimenta e pise até obter uma pasta bem consistente.
4. Recheie as meias claras com a pasta e decore com uma meia azeitona. Sirva sobre folhinhas de alface.

Pasta de atum caseira

Valores Nutricionais:
Glícidos 8 g, gorduras 4 g, proteínas 7 g, calorias 78 Kcal.

1 lata de atum em óleo
1 cenoura pequena, raspada
1 c. sopa de alho francês, cortado bem fininho
1 c. sopa de requeijão
1 c. sopa de iogurte

1 c. chá de *ketchup*
1 c. chá de vinagre
1 c. sopa de salsa, picada
Sal e pimenta
Azeitonas

1. Escorra o atum num passador.
2. Misture bem o atum com os ingredientes e especiarias, obtendo uma pasta bem homogénea. Guarde no frigorífico até servir.
3. Enfeite com azeitonas e sirva com fatias de pão.

O caldo verde tradicional
Valores Nutricionais:
Glícidos 14,3 g, gorduras 7 g, proteínas 5,3 g, calorias 145 Kcal.

500 g de batatas, descascadas e cortadas em cubos
250 g de couve portuguesa cortada para caldo verde
2 c. sopa de azeite
1 - 2 dentes de alho
1 folha de louro
¼ c. chá de cravinho moído
1 cebola, picada
1 c. sopa de banha ou 2 de azeite
Sal e pimenta
2 fatias de paio ou de bom chouriço, por prato

1. Coza todos os ingredientes e especiarias, exceto a couve e o paio ou o chouriço.
2. Retire o louro e passe tudo pelo passe-vite. Deixe cozer durante 20 min. obtendo assim um caldo de puré de batata.
3. Lave a couve, junte-a ao caldo e deixe cozer 30 min.

4. Coloque duas fatias de paio ou chouriço em cada prato e se desejar, uma c. chá de azeite. Sirva com pão de milho.

Pimentos fritos

Valores Nutricionais:
Glícidos 2,4 g, gorduras 6,5 g, proteínas 1,2 g, calorias 111 Kcal.

4 pimentos, de preferência vermelhos
Óleo vegetal para fritar
0,5 dl de azeite
1 c. sopa de concentrado de tomate
Sal e pimenta

1. Lave os pimentos, tire-lhes as sementes e corte-os em tiras finas. Coza-as durante 5 -10 min. em água com sal. Retire-as e deixe-as escorrer num passador. Aqueça o óleo numa frigideira e frite levemente os pimentos. Cautela! Salpica com frequência!
2. Junte o concentrado de tomate e misture-o bem com os pimentos, mexendo.
3. Apure os temperos. Tire os pimentos para uma saladeira e regue com o azeite. Sirva frio.

Peixinhos da horta

Valores Nutricionais:
 Glícidos 14,4 g, gorduras 8 g, proteínas 4,3 g, calorias 143 Kcal.

500 g de feijão-verde, sem pontas nem fios laterais
3 c. sopa de farinha
Leite q.b.
2 gemas
2 claras batidas em castelo
Óleo para fritar

2 c. sopa de azeite
2 c. sopa de sumo de limão

1. Coza o feijão, destapado, em água com sal durante 10-15 minutos. Escorra e deixe-o arrefecer num passador.
2. Prepare um polme. Passe a farinha por um passador para uma tigela, junte-lhe lentamente o leite, bata bem até obter uma massa homogénea e espessa. Depois junte-lhe as gemas, batendo. Envolva as claras e tempere com uma pitada de sal.
3. Prepare um molho com o azeite, o limão, sal e pimenta.
4. Tempere 2-3 peças de feijão com este molho, passe-o pelo polme e frite no óleo. Deixe escorrer sobre papel absorvente.
5. Sirva com uma salada mista.

Croquetes
Valores Nutricionais por croquete:
Glícidos 14 g, gorduras 13 g, proteínas 10,8 g, calorias 194 Kcal.

300-400 g de sobras de carne, cozida ou assada
½ chouriço de carne
50 g de toucinho entremeado
1 carcaça (pão), amolecida em leite
½ chávena de molho branco
1 pitada de noz-moscada
Farinha de trigo
Pão ralado
Óleo

1. Passe as carnes, o chouriço e o toucinho pela trituradora. Misture bem com a carcaça espremida e o molho branco num tacho. Tempere com a noz-moscada, uma pitada de sal e pimenta. Leve ao lume e mexa com uma colher de pau, até obter uma bola. Deixe arrefecer a mistura e tenda os croquetes.

2. Passe-os pelo óleo e depois pelo pão ralado e leve-os ao forno bem quente até alourarem.

Cabeça de Xara

Valores Nutricionais:
Glícidos 4 g, gorduras 26,3 g, proteínas 9 g, calorias 82 Kcal.

As tropas de Napoleão levaram este petisco para França, onde é conhecido como „Tête d'achar". Trata-se de charcutaria.

Receita para 8-10 Pessoas
½ cabeça de porco pequeno (alternativa: pezinhos de porco)
Sal grosso
Pimenta em grão q.b.
2 *cornichons* envinagrados, picadinhos
Vinho do Porto
1 pitada de molho inglês
1 folha de louro
Fatias finas de toucinho fumado (bacon)
Uma forma retangular (de bolo inglês)

1. Raspe e limpe muito bem a cabeça e coloque-a em sal durante 2 dias. Depois lave-a e coza durante 15 a 20 min. na panela de pressão. Deixe esfriar por ela. Abra, retire e desosse a carne, corte em pedacinhos e misture com a pimenta e os *cornichons*. Clarifique o caldo (veja na página seguinte) e ponha-o de lado.
2. Forre a forma com o bacon. Coloque o louro no fundo da forma. Coloque a carne na forma até ¾ da altura, tempere com o Porto e o molho inglês e encha a forma com o caldo.
3. Leve ao forno (190 °C) em banho-maria durante 1½ hora. Retire do forno e deixe arrefecer até que fique bem consistente. Desenforme e guarde no frigorífico.

* Clarificar um caldo
Junte uma clara de ovo bem batida ao caldo. Ferva. O excesso de gordura e as impurezas juntar-se-ão à clara. Passados minutos, a clara fica amarelada. Retire-a com uma espumadeira. O caldo está limpo e transparente.

Pipis fortalecentes
Valores Nutricionais:
Glícidos 13,2 g, gorduras 13,2 g, proteínas 15,2 g, calorias 134 Kcal.

Miúdos de 4 frangos (moelas, fígados, corações, pescoços, patas tudo cortado em pedaços pequenos)
1 cebola média, picada
3 c. sopa de azeite
2 dentes de alho, picadinhos
1 c. sopa de concentrado de tomate
Piripiri q.b.
2 copos de vinho branco
1 folha de louro
Sal e pimenta

1. Prepare um refogado com o azeite, a cebola, o louro e o alho. Tempere de sal e pimenta. Junte o concentrado de tomate e o piripiri e mexa.
2. Deite os miúdos no molho e deixe refogar, até mudarem de cor. Junte-lhe o vinho e deixe cozer. À medida que o molho se for reduzindo, acrescente golos de água e deixe cozer até estarem prontos. Retifique o molho.
3. Sirva no molho e acompanhe com pão.

Camarão frito à Chefe

Valores Nutricionais:
Glícidos 5,3 g, gorduras 24 g, proteínas 19,7 g, calorias 350 Kcal.

Para esta receita prefira o camarão tigre inteiro. Use camarão congelado.

600 g de camarão
1 cebola, picada
200 g de manteiga
3 c. sopa de óleo
5 dentes de alho, picados
2 c. chá de piripiri ou pimenta de *Cayenne*
½ cálice de conhaque ou brandy
½ copinho de vinho do Porto
2 limões
Sal grosso

1. Aqueça 100 g de manteiga e o óleo numa frigideira grande. Frite os camarões (ainda congelados, veja nota), agitando a frigideira até que tomem a cor vermelha por inteiro. Tempere com uma boa pitada de sal e com o picante.
2. Retire a frigideira do lume. Regue com o brandy, leve novamente ao lume e pegue-lhe o fogo. Seja rápido, pois os camarões não podem fritar demais, correndo o risco de secarem. Junte o alho e a cebola e frite durante um minuto, agitando a frigideira. Retire os camarões para uma travessa.
3. Junte o vinho do Porto e o resto da manteiga ao molho. Cozinhe até a manteiga derreter. Deite o molho por um passador sobre os camarões.
4. Decore com gomos de limão e sirva com pão torrado.

5. Uma vez que os camarões sabem melhor comidos à mão, prepare umas tigelinhas com água quente e rodelas de limão para lavar as pontas dos dedos.

O Segredo do Chefe
A água do camarão ao descongelar no óleo pode salpicar e o óleo quente ao saltar pegar fogo. Por isso, retire a frigideira do lume por instantes quando lhe deitar dentro os camarões.

Amêijoas à Bulhão Pato
Valores Nutricionais:
Glícidos 7,8 g, gorduras 5,6 g, proteínas 25 g, calorias 220 Kcal.

Este é o petisco a que o Almeida Garrett (* 1799, † 1854), que além de ser romancista e político era amigo da patuscada, deu o nome. Raimundo António de Bulhão Pato foi um poeta com excelentes dotes culinários e um amante da boa mesa.

1 kg de amêijoas, bem lavadas
(deite fora as amêijoas abertas ou partidas)
1 c. sopa de banha
1 cebola, picada (facultativo, mas refina o molho)
1 dente de alho
1 ramo de coentros (obrigatório!)
¼ copo de vinagre
1 ½ copo de vinho branco
Pimenta
2 limões e coentros picados

1. Prepare um refogado rápido com a banha, a cebola e o alho. Junte ao refogado as amêijoas e a pimenta.

2. Regue com o vinagre e o vinho e coloque um ramo de coentros sobre as amêijoas.
3. Coza 10 a 15 min. até as amêijoas abrirem. Abane o tacho de vez em quando. Deite fora as amêijoas que se mantiverem fechadas.
4. Retire as amêijoas para uma travessa e regue com o molho passado por um pano o que permite coar os restos de condimentos.
5. Enfeite com gomos de limão, polvilhe com coentros picados e sirva com fatias de pão de trigo.

Pataniscas

Valores Nutricionais por pataniscas:
Glícidos 12 g, gorduras 2,5 g, proteínas 6,3 g, calorias 93 Kcal.

250 g de bacalhau, demolhado e desfiado
200 g de farinha
Leite bem frio q.b.
4 ovos
Óleo para fritar
Sal e pimenta

1. Passe a farinha por um passador para uma tigela, junte-lhe um pouco de leite lentamente e bata bem, até obter uma massa relativamente espessa. Junte os ovos, batendo a massa. Depois o bacalhau e uma pitada de sal e pimenta. Misture bem. Frite a massa às colheradas em óleo bem quente. Retire e deixe-as escorrer sobre papel absorvente.
2. Acompanhe com arroz de coentros e uma salada mista.

Meia-desfeita com grão-de-bico

Valores Nutricionais:
Glícidos 8,1g, gorduras 12,6, proteínas 17,7 g, calorias 195 Kcal.

A meia-desfeita, como o nome indica, é um meio prato feito com uma meia posta de bacalhau desfeita e temperada à qual se acrescentam outros ingredientes como grão-de-bico e ovo cozido. Em princípio era um prato rápido de taberna, hoje pode também ser uma entrada num bom restaurante.

2 postas de bacalhau, demolhado e acabado de cozer
250 g de grão-de-bico, demolhado e acabado de cozer
2 ovos, bem cozidos
1 cebola, picada
4 dentes de alho, bem picadinhos
1 raminho de salsa, picadinho
3 c. sopa de azeite
2 c. sopa de vinagre
Sal e pimenta e uma pitada de colorau

1. Tire as espinhas e a pele ao bacalhau e parta-o em lascas.
2. Num pirex ponha em camadas a cebola, o bacalhau e o grão.
3. Tempere com um molho de azeite, vinagre, alho picado, colorau, sal e pimenta.
4. Leve ao forno ou micro-ondas até a cebola cozer.
5. Sirva enfeitado com rodelas de ovo e salpicado com a salsa.

Carapaus de escabeche

Valores Nutricionais (para 2 carapaus):
Glícidos 4 g, gorduras 4,5 g, proteínas 20 g, calorias 65 Kcal.

12 carapaus pequenos e limpos (veja o *Segredo do Chefe* na página seguinte)
Farinha
Óleo para fritar

Para o escabeche:
1 cebola grande, cortada em rodelas finas
2 c. sopa de óleo vegetal
1 dente de alho, picadinho
1 copo de vinho branco
1 copo de vinagre
1 folha de louro
1 cenoura, cortada em palitos muito finos (versão algarvia)
Sal e pimenta
1 raminho de salsa picada

1. Salgue os carapaus e enfarinhe-os bem dentro do saco (veja o *Segredo do Chefe*). Retire-os e sacuda os bocados de farinha a mais.
2. Frite os carapaus em óleo bem quente. Depois, retire-os e deixe-os escorrer sobre papel absorvente.
3. Core levemente as rodelas de cebola em 2 c. sopa de óleo. Junte-lhe o alho, a cenoura e o louro. Junte o vinho branco o vinagre e a água, deixe cozer em lume brando durante ¼ de hora. Ajuste os temperos ao seu gosto. Junte a salsa ao molho.
4. Regue os carapaus com o molho e deixe-os arrefecer num lugar fresco durante algumas horas. Sirva frio, de preferência no dia seguinte.

O *Segredo do Chefe*
1. *Segure no peixe, virando-o com a barriga para cima. Para o amanhar, agarre-lhe com dois dedos nas guelras e puxe-as na direção da cauda. Passe o peixe por água corrente.*
2. *Coloque a farinha num pequeno saco de plástico.*

Salada de feijão-frade com atum
Valores Nutricionais:
Glícidos 10,8 g, gorduras 4 g, proteínas 7 g, calorias 78 Kcal.

O feijão-frade ou feijão de „duas caras" é oriundo de África, sendo também muito apreciado em Portugal, na India e na América do Sul. No Algarve chama-se „carito". Coze entre 5 a 10 minutos na panela de pressão.

250 g de feijão-frade, cozido e escorrido
2 c. sopa de cebola picada
Molho vinaigrette q.b. (veja molhos na pág. 87)
2 ovos cozidos, descascados e picadinhos
1 lata de bom atum conservado em azeite, escorrido
Sal e pimenta
1 c. sopa de salsa, picada

1. Misture o feijão com a cebola numa tigela. Tempere com o molho vinaigrette, salpique com a salsa e misture muito bem.
2. Salpique com o ovo picado, retifique os temperos e deixe repousar durante 2 horas.
3. Misture-lhe o atum antes de servir e salpique novamente com a salsa, acabada de picar.

Codornizes de escabeche

Valores Nutricionais:
Glícidos 3,4 g, gorduras 20,2 g, proteína 22 g, calorias 300 Kcal.

4 codornizes, prontas a cozinhar
100 g de manteiga
2 dentes de alho
1 c. chá de tomilho
Sal e pimenta
1 cebola grande, cortada em rodelas finas
2 c. sopa de óleo vegetal
1 copo de vinho branco
1 copo de vinagre
1 folha de louro
Sal e pimenta
½ c. chá de piripiri

1. Corte as codornizes ao meio no comprimento, tempere-as de sal e pimenta. Frite as metades na manteiga juntamente com o alho e o tomilho. Logo que o alho comece a escurecer, retire-o para não queimar. Depois de fritas, ponha as codornizes de lado.
2. Para preparar o escabeche deite o óleo na frigideira de fritar as codornizes. Core levemente as rodelas de cebola nesse óleo. Junte-lhe o louro. Regue com o vinho branco e o vinagre, desprenda o fundo da frigideira, mexendo com um pincel de cozinha. Junte um pouco de água e deixe fervilhar em lume brando durante ¼ de hora. Ajuste os temperos ao seu gosto.
3. Regue as codornizes com o molho e deixe-as arrefecer num lugar fresco durante algumas horas. Sirva de preferência no dia seguinte.

Bifanas à portuguesa

Valores Nutricionais (dependente da maneira de cortar e servir):
Glícidos 0 g, gorduras 16,8 g, proteínas 17,5 g, calorias 159 Kcal.

2 kg de lombo de porco
5 dentes de alho, picadinhos
1 c. sopa de orégão
1 c. sopa de vinagre
1 chávena de azeite
2 c. sopa de massa de pimentão
6 folhas de louro
500 g de banha de porco
Pimenta de moinho

1. Congele levemente a carne, de maneira a que possa ainda ser cortada. Corte a carne, à faca ou numa máquina (de cortar pão), em bifanas de cerca 5 mm de grossura.
2. Misture o alho, o orégão, o vinagre, o azeite, a pimenta e a massa de pimentão até obter uma pasta, com a qual irá temperar as bifanas, barrando-as com o preparado.
3. Acame as bifanas num tacho de barro e guarde num lugar fresco, durante 1 dia. Deverá voltar as bifanas de vez em quando, para que estas tomem bem o gosto do tempero.
4. No dia seguinte frite levemente as bifanas num pouco de banha e acame-as novamente no tacho de barro, que entretanto lavou, intercalando nelas as folhas de louro.
5. Encha depois o tacho com banha derretida para que toda a carne fique coberta. Guarde num lugar fresco, hermeticamente coberto com papel vegetal.
6. Conforme a necessidade, frite-as na própria banha ou grelhe em carvão, tempere de sal na altura e coma com pão ou no prato com um acompanhamento ao gosto.

A cozinha do sul de Portugal

A melhor batata-doce e o mais gostoso amendoim

A batata-doce original vinda da América é muito apreciada na Madeira e no Algarve, onde a região de Aljezur é a maior produtora e a certificou. Todos os anos em novembro celebra-se em Aljezur o "Festival da Batata-doce" onde são mostradas as diferentes maneiras de confeção deste produto.

A batata-doce pode ser cozida, preparada como puré, assada em folha de alumínio, frita ou usada como recheio para sobremesas. É temperada com canela, cravinho em pó ou noz-moscada. O molho para a acompanhar pode ser só azeite, manteiga derretida com piripiri ou um molho picante de amendoim.

O amendoim também conhecido como sul como "alcagoita" é apreciado simplesmente torrado ou preparado sob a forma de manteiga de amendoim.

Outros produtos de qualidade incomparável

O sargo da Costa Vicentina
O atum do Sotavento
A raça bovina limousine na costa do Barlavento
O perceve em especial na zona de Sagres
O mel de rosmaninho da zona serrana
A aguardente de medronho da serra
Os produtos de fumeiro
Os frutos secos (figos, pinhões, nozes e amêndoas)
A laranja de Silves

Sopa de grão-de-bico com cenoura

Valores Nutricionais:
Glícidos 7,6 g, gorduras 7,5 g, proteínas 3,3 g, calorias 122 Kcal.

250 g de grão-de-bico, demolhado
4 cenouras médias, cortadas em rodelas grossas
1 cebola média, descascada e cravada com 3 cravinhos
1 cebola, picada
1 c. sopa de azeite
1 c. chá de caril em pó
1 c. chá de açafrão das Índias
Sal

1. Coza o grão e a cebola espetada com os cravinhos em água com sal durante 15 a 20 min. na panela de pressão. Retire os cravinhos da cebola e passe o resto por um passe-vite. Junte, pouco a pouco, a água de cozer o grão a este puré até obter um caldo ao seu gosto. Deixe levantar fervura. Passe-lhe com a varinha mágica.
2. Numa outra panela estufe no azeite a cebola picada, a cenoura, o caril e o açafrão. Junte-lhes o caldo de grão preparado, passado por um passador. Se gostar da sopa mais cremosa não a passe.
3. Prove de sal e deixe fervilhar por mais 20-30 minutos.

Sopa de tomate

Valores Nutricionais:
Glícidos 14,6 g, gorduras 6 g, proteínas 4,5 g, calorias 135 Kcal.

1 kg de tomate, descascado e cortado aos cubos
1 cebola, cortadas em rodelas
2 batatas médias, cortadas em quartos
1 c. sopa de azeite
1 dente de alho, laminado
1 folha de louro
1 pitada de orégão
Uma c. chá de açúcar (se usar tomate de lata)
Sal e pimenta
Natas e salsa picada para decorar

1. Prepare um refogado com a cebola, o alho e o louro no azeite.
2. Junte-lhe o tomate e a batata. Tempere de sal, pimenta e orégão. Deite-lhe água de maneira a cobrir bem os ingredientes. Ferva durante 30 minutos. Junte o açúcar. Retire o louro.
3. Passe a puré com a varinha mágica. Ferva mais um pouco para apurar.
4. Deite um fio de natas e alguns quadradinhos de pão frito sobre cada sopa e polvilhe com a salsa.

Ostras à algarvia

Valores Nutricionais:
Glícidos 7 g, gorduras 10,7 g, proteínas 9,1 g, calorias 190 Kcal.

20 ostras médias
50 g de manteiga
1 dl de vinho branco
Sumo de limão
Sal e pimenta
2 c. sopa de pão ralado
1 ramo de salsa

1. Escove e limpe as ostras para tirar a areia e as impurezas.
2. Coloque as ostras num tabuleiro e leve-as ao forno a 180 °C para abrirem. Depois de abertas retire os miolos e guarde as conchas e a água que se formar. Coe esta água por um pano para um recipiente.
3. Leve o recipiente ao lume, junte a manteiga, um pouco de sumo de limão, o vinho branco e o miolo das ostras. Tempere de sal e pimenta e deixe apurar em lume brando.
4. Coloque os miolos de volta às conchas, regue cada uma com um pouco de molho.
5. Polvilhe com pão ralado e salsa bem picada e leve ao forno a gratinar um pouco.
6. Sirva com gomos de limão.

Pleurotos à moda do Barlavento

Valores Nutricionais:
Glícidos 12 g, gorduras 2,5 g, proteínas 6,3 g, calorias 93 Kcal.

Receita para 6-8 pessoas
500 g de pleurotos (*Pleurotus ostreatus*), laminados
2 c. sopa de azeite
3 dentes de alho, laminados
1 cebola, picada
1 c. chá de colorau
1 golo de vinho branco
½ pacote de natas
Sumo de limão
Sal e pimenta

1. Lave os cogumelos em várias águas. Envolva-os em sumo de limão.
2. Prepare um refogado com o azeite, a cebola e o alho.
3. Junte os cogumelos e deixe-os estufar durante cerca de 5 minutos para não secarem.
4. Tempere com sal, pimenta, colorau e o vinho branco, deixe estufar em lume brando mais uns minutos até se formar um molho.
5. Regue com as natas e aqueça sem ferver.
6. Sirva com bastante molho e pão ou acompanhe com rolinhos de massa em tiras (*Tagliatelle*) cozidos *al dente*.

Ervilhas com ovos e linguiça

Valores Nutricionais sem toucinho:
Glícidos 16,8 g, gorduras 15 g, proteínas 18 g, calorias 312 Kcal.

2 latas grandes de ervilhas, escorridas
1 cebola, picada
4 ovos
100 g de linguiça, cortadas em rodelas grossas
1 c. sopa de concentrado de tomate
Pimenta e noz-moscada

1. Deite as ervilhas com a cebola num tacho. Tempere com a pimenta e a noz-moscada. Junte-lhe a linguiça e o concentrado e deixe levantar fervura. Se necessário junte um pouco de caldo de legumes (cubo).
2. Parta um ovo de cada vez para uma chávena e deixe-os deslizar junto ao molho, afastados uns dos outros. Quando estiverem escalfados, sirva.

O Segredo do Chefe
Acompanhe com fatias fininhas de toucinho entremeado frito.

Caldeirada de eirós à algarvia

Valores Nutricionais:
Glícidos 5,8 g, gorduras 49 g, proteínas 24,6 g, calorias 558 Kcal.

0,5 kg de eirós, sem cabeça, cortadas em bocados
0,5 kg de pargo, cortado em postas finas
1 dl azeite
3 dentes de alho
0,5 kg de tomates maduros, triturados ou 1 lata
250 g de amêijoas
1 lata média de ervilhas
1 kg de batatas, cortadas em rodelas grossas
1 cebola grande, cortada em rodelas
½ pimento verde, cortado em tiras
1 folha de louro
1 c. chá de piripiri
1 cerveja média

1. Faça um refogado com o azeite, a cebola e o alho. Junte-lhe o tomate.
2. Junte os condimentos, um pouco de água, as ervilhas escorridas e as batatas e deixe cozer 5 minutos.
3. Acame o peixe, cubra com o pimento e as amêijoas e regue com a cerveja. Coze destapado em lume brando, durante mais 15 a 20 minutos.

Cataplana de marisco

Valores Nutricionais:
Glícidos 8,1g, gorduras 13 g, proteínas 27,2 g, calorias 284 Kcal.

300 g de amêijoas ou berbigão.
(Deite sempre fora os bivalves abertos ou partidos)
150 g de camarão, descongelado e lavado
4 navalheiras ou lagostins
4 lulinhas, limpas e cortadas em rodelas
¼ de chouriço, cortado em rodelas
2 cebolas, cortadas em rodelas
1 pimento, cortado em rodelas
6 tomates, pelados e picados
4 dentes de alho, picados
2 c. sopa de azeite
1 c. chá de piripiri
1 c. chá de colorau
1 folha de louro
1 raminho de salsa
1 raminho de coentros
1 copo de vinho branco
Sal e pimenta

1. Lave os bivalves. Leve-os ao lume com 1 c. sopa de vinho branco, sem água, para os abrir. Abane o tacho de vez em quando. Tire os bivalves e deite fora os que restam fechados. Passe o molho por um pano e guarde este molho.
2. Corte as navalheiras ao meio. Lagostins usam-se inteiros.
3. Ponha a cebola e algum alho no fundo da cataplana.
4. Acame o marisco, as lulas, o chouriço, o pimento e o tomate picado. Tempere com o piripiri, o resto do alho, o colorau, o louro, os coentros e a salsa.

5. Regue com o azeite, o vinho e o molho das amêijoas. Tempere de sal e pimenta.
6. Feche a cataplana e deixe estufar durante 15-20 minutos.
7. Sirva diretamente da cataplana e acompanhe com arroz.

O Segredo do Chefe
1. Pode preparar a cataplanas com marisco, com peixe misto ou peixe só de uma espécie. Pode igualmente preparar uma cataplana com frango e até com coelho. A escolha fica ao gosto de cada um. A base de preparação é sempre idêntica.
2. Se não possuir uma cataplana, use uma frigideira funda com tampa.

Liça (tainha ou fataça) à moda de Sagres

Valores Nutricionais (só peixe):
Glícidos 9 g, gorduras 4,6 g, proteínas 12,5 g, calorias 225 Kcal.

1 liça com 600-800 g ou quatro mais pequenas
1 marinada composta de vinho branco, 1 c. sopa de orégãos, rodelas de limão, louro, sal e alhos pisados
Farinha
Pão caseiro de véspera

1. Corte a liça em fatias oblíquas e deixe-as na marinada de um dia para o outro. Passe-as por farinha e frite-as em óleo bem quente.
2. Acompanhe com umas migas. (ver acompanhamentos na pág. 89 a 94). Use a marinada para amolecer o pão e não use toucinho na preparação destas migas.

Carapaus alimados à algarvia

Valores Nutricionais:
Glícidos 1,6 g, gorduras 8,5 g, proteínas 31g, calorias 188 Kcal.

Esta especialidade é muito apreciada em todo o Algarve. Servida normalmente como aperitivo, torna-se numa saborosa refeição, quando acompanhada com batatas cozidas com a pele.

1 kg de carapaus miúdos
Sal grosso
4 c. sopa de azeite
2 c. sopa de vinagre
Pimenta
5 dentes de alho, laminados
2 c. sopa de salsa, picada

1. Limpe e corte as cabeças aos carapaus. Descarte.
2. Coloque os carapaus abertos e espalmados em camadas, com a barriga para cima, sobre uma tábua. Salpique cada camada com bastante sal.
3. Coloque outra tábua em cima dos carapaus, com um peso, e deixe-os escorrer durante 24 horas.
4. No dia seguinte, passe por água fria para retirar o sal.
5. Ferva água, baixe o lume e deixe os carapaus ferver 4-5 minutos. Meta-os em seguida em água fria.
6. Retire-lhes cuidadosamente, para os não desmanchar, a pele, a espinha dorsal, empurrando esta com o dedo na direção da cabeça, e as outras espinhas da barriga.
7. Por fim arranje-os numa travessa, regue-os com um molho de azeite, vinagre, pimenta e salsa. Enfeite-os com o alho. Comem-se com pão caseiro ou com batatas cozidas.

Choquinhos fritos com batata-doce

Valores Nutricionais:
Glícidos 4,8 g, gorduras 12,8 g, proteínas 36,2 g, calorias 279 Kcal.

1 kg de choquinhos
Óleo para fritar
6 dentes de alho, inteiros
1 folha de louro
100 g de manteiga
1 cebola, picada
4 ovos
1 ramo de salsa, picada
Sumo de 1 limão
1 c. chá de piripiri
Sal e pimenta
Batata-doce q.b.

1. Lave os choquinhos. Retire-lhes o bico no meio dos tentáculos. Faça um corte no corpo e limpe o interior, não esquecendo a concha calcária típica do choco. Se forem muito pequenos, use os choquinhos inteiros.
2. Tempere os chocos com sal e frite-os em óleo quente. Junte o alho e o louro à fritura. Não deixe queimar o alho.
3. Retire os chocos depois de fritos e deixe-os escorrer sobre papel absorvente.
4. Bata levemente os ovos.
5. Derreta a manteiga numa frigideira. Junte-lhe a cebola, a salsa, o sumo de limão, o picante e por fim os choquinhos, mexendo, até a cebola estufar. Regue com os ovos e mexa até estes encorparem. Tempere de sal e pimenta.
6. Sirva com a batata-doce cozida e uma salada mista.

Bife de atum com molho de tomate

Valores Nutricionais:
Glícidos 4,9 g, gorduras 12 g, proteínas 56 g, calorias 362 Kcal.

4 bifes de atum com aproximadamente 200 g cada
Sumo de 1 limão
5 dentes de alho
1 folha de louro
Óleo para fritar
2 conchas de molho de tomate (veja na pág. 87)
Sal e pimenta
Molho inglês
12 azeitonas pretas, descaroçadas e cortadas ao meio
1 raminho de salsa, picadinho

1. Tempere os bifes com sal, pimenta e sumo de limão. Aqueça o óleo com os alhos e a folha de louro. Antes que o alho queime, retire-o, juntamente com a folha de louro.
2. Frite os bifes dos dois lados até mudarem a cor e alourarem um pouco. Retire-os e mantenha-os quentes.
3. Aqueça o molho de tomate numa outra frigideira. Junte-lhe as azeitonas e ferva um pouco. Tempere com o molho inglês a seu gosto.
4. Junte os bifes ao molho e deixe levantar fervura.
5. Sirva com batatas cozidas, salpicadas com salsa picada.

O Segredo do Chefe
Ao fritar o atum ou espadarte deve ter dar atenção a que eles não fritem demasiado, pois correm o risco de se tornarem muito secos, o que se deve absolutamente evitar.

Feijoada de choco

Valores Nutricionais:
Glícidos 25 g, gorduras 11g, proteínas 42 g, calorias 356 Kcal.

0,5 kg de feijão catarino, demolhado em 24 horas
Um choco grande (± 500 g), amanhado e limpo
½ chouriço de carne, cortado em rodelas grossas
1 cebola, picada
3 cenouras médias, cortadas em rodelas finas
2 dentes de alho
3 c. sopa de azeite
1 lata de tomate, pelado e picado
1 c. chá de piripiri
1 raminho de sálvia
1 c. chá de cominhos
1 copo de vinho branco
Sal

1. Coza o feijão com o choco e a sálvia, cobertos de água, sem sal, numa panela de pressão, durante 15-20 minutos. Retire o choco e corte-o em tiras e estas em quadradinhos.
2. Prepare um refogado num tacho grande com a cebola, as cenouras e o alho no azeite. Junte o tomate picado, o piripiri, os cominhos e o vinho. Mexa e deixe estufar durante 10 minutos.
3. Junte a este molho o feijão, o choco e o chouriço. Tempere agora de sal. Acrescente com algum caldo de cozer o feijão e cozinhe mais 15 minutos, em lume brando, retificando o tempero.
4. Pode acompanhar com batata-doce cozida ou com arroz.

Filetes à pescador

Valores Nutricionais:
Glícidos 10,5 g, gorduras 10,7 g, proteínas 30 g, calorias 252 Kcal

4 filetes grandes de pescada
1 l de leite
8 dentes de alho, socados
2 limões, cortados em rodelas
2 folhas de louro
2 ovos batidos
Farinha
Vinho branco
Óleo para fritar
Sal e pimenta

1. Ponha os filetes durante, pelo menos, 3 horas numa marinada feita com o leite, os alhos, um limão, sal, pimenta e o louro. Descarte a marinada.
2. Faça um polme grosso com a farinha, os ovos e vinho branco. O polme deve envolver bem a superfície de um dedo. Quando o mergulha no polme e o retira não deve pingar.
3. Frite em óleo, até que fiquem douradinhos.

Acompanhe com um arroz branco (ver acompanhamentos na pág. 89 a 94), uma salada mista, maionese numa molheira e alguns gomos de limão.

Xarém com lingueirão ou navalheiras

Valores Nutricionais:
Glícidos 54 g, gorduras 12,5 g, proteínas 11g, calorias 332 Kcal

A origem da receita é árabe (xarém significa *papas de grãos*) e a capital do xarém é Olhão. A confeção passou a ser feita com farinha de milho depois da descoberta da América. Só mais tarde aparece no Brasil.

Farinha de milho q.b.
6 navalheiras médias ou lingueirão
25 g de entremeada magra em bocadinhos
2 c. sopa de azeite
Sal

1. Coza as navalheiras ou o lingueirão com água e sal. Depois retire da água e guarde a água da cozedura.
2. Frite a entremeada no azeite até ficar loura.
3. Deite farinha suficiente na água de cozer as navalheiras, mexendo sempre para não agarrar nem criar grumos. Engrossando um pouco, junte o toucinho e a gordura, as navalheiras cortadas ao meio ou o lingueirão e coza mexendo sempre, até ficar uma papa grossa.
4. Querendo, regue as papas com um fio de vinagre ou sumo de limão.

Segredo do Chefe
Na Beira Alta adotou-se o xarém que é preparado com couves como para o caldo verde e a que se deu o nome de Papas Laberças.

Moreia seca frita à pescador

Valores Nutricionais por 100 g:
Glícidos 0 g, gorduras 21g, proteínas 17 g, calorias 260 Kcal

A moreia frita é muito apreciada em toda a costa vicentina como um petisco rápido, para acompanhar uma cerveja.

Uma moreia de grossura mediana (Ø 7-10 cm), „escalada", ou seja, amanhada e sem a espinha dorsal. Peça ao vendedor ou ao pescador para a escalar para si. Cuidado: os dentes do peixe são autênticas lâminas!
Uma mão de sal grosso
Algumas canas para esticar a moreia
Azeite q.b.
Óleo para fritar

1. Depois de „escalada", ponha a moreia de molho aproximadamente uma hora, enrolando-a no sentido do comprimento, num alguidar de água, em que mexeu uma mão cheia de sal grosso.
2. Depois retire a moreia e estique-a na largura e da cabeça até à cauda, com algumas estacas finas, feitas de cana, e afiadas nas pontas. Pincele a moreia, depois de esticada, com azeite (afugenta as moscas) e pendure a secar ao Sol, mas não por muito tempo. Quando mudar de cor, carregue com o dedo na moreia para testar a consistência. Deve estar seca, mas um pouco mole. Não a pode deixar secar completamente.
3. Corte a moreia em postinhas de 5 -7 cm de largura e frite em óleo bem quente até a pele empolar. Come-se com pão.

Sargo da Ponta da Agulha com molho de amendoim

Valores Nutricionais:
Glícidos 24 g, gorduras 23 g, proteínas 21g, calorias 314 Kcal

A Ponta da Agulha é uma formação rochosa na Costa de Aljezur na zona da praia da Arrifana. A zona, talvez por razões climáticas especiais, é bem povoada de sargo. O sargo é um peixe de corpo comprimido e oblongo, prateado-cinza, com a boca em bico, que se alimenta, entre outras coisas, de perceve pequeno e mexilhão que tira das rochas.

4 sargos (de 400 g)
4 dentes de alho, laminados
1 ramo de salsa, picado grosseiro
Azeite
Sal grosso
Batata cozida

Para o molho de amendoim:
1 cebola picada
4 c. sopa de manteiga de amendoim
1 pitada de piripiri
3 c. sopa de leite de coco (ferva bem raspas de coco em água e passe por passador, aproveitando o líquido)
1 c. sopa de leite condensado

Extras: Molho de manteiga (veja na pág. 87)
Batata-doce assada (ver acompanhamentos na pág. 89 a 94)

1. Amanhe e escame os sargos, dê-lhes um golpe na barriga. Introduza nos golpes alho e na cavidade da barriga coloque o

resto do alho e alguma salsa. Tempere de sal, pincele com azeite e leve-os a grelhar num grelhador de carvão.
2. Coza os ingredientes para o molho de amendoim numa caçarola em lume brando, mexendo durante 2 minutos.
3. Sirva o peixe acompanhado à parte com os dois molhos e as duas espécies de batata.

Salada de polvo à moda de Tavira
Valores Nutricionais:
Glícidos 5,5 g, gorduras 6 g, proteínas 20,5 g, calorias 171 Kcal.

Um polvo grande
1 cebola média, bem picada
1 tomate descascado e cortado em cubos
1 concha de molho vinaigrette (veja na pág. 87)
1 pitadinha de piripiri
1 raminho de coentros
Sal

1. Amanhe o polvo e tire-lhe o bico e os olhos. Coza o polvo em água com sal, numa panela de pressão, durante 15-20 minutos. Retire-o e deixe arrefecer.
2. Separe os tentáculos corte-os aos bocadinhos e o polvo às tirinhas. Ponha numa tigela de servir.
3. Misture bem o molho vinaigrette com a cebola, o tomate e o piripiri. Envolva o polvo no molho e deixe tomar paladar durante uma hora antes de servir, salpicando depois com os coentros picados de fresco.

Sopas de peixe com massa

Valores Nutricionais:
Glícidos 21g, gorduras 12,3 g, proteínas 25 g, calorias 480 Kcal

4 postas de bom peixe (pargo, dourada, etc.)
2 cebolas, cortadas em quartos
3 dentes de alho, picados
1 lata pequena de tomate pelado e cortado
3 c. sopa de azeite
200 g de cotovelinhos
1 folha de louro
1 c. sopa de salsa, picada
1 c. chá de orégão
Sal e pimenta
Fatias de pão de mistura (facultativo)
1 c. sopa de coentros, picados

1. Faça numa panela um refogado com o azeite, a cebola e o alho. Junte-lhe o tomate cortado, a salsa, o louro, o orégão, o sal e a pimenta. Deixe estufar um pouco. Depois encha com água e deixe levantar fervura. Introduza o peixe e os cotovelos na panela. Mexa a massa com cuidado para não pegarem.
2. Retifique os temperos ao seu gosto e deixe cozinhar durante 10 a 15 minutos em lume brando.
3. Coloque em cada prato uma fatia de pão, se gostar.
4. Retire o peixe cuidadosamente para não o desmanchar e coloque uma posta e massa sobre cada fatia de pão.
5. Regue com caldo e salpique com coentros.

O Segredo do Chefe
Querendo refinar a sopa, escalfe quatro ovos num pouco de caldo passado, a que juntou um golinho de vinagre. Sirva um ovo por prato.

Caldeirada de litão
Valores Nutricionais:
Glícidos 21g, gorduras 13 g, proteínas 26 g, calorias 323 Kcal

O mestre Patim, um marítimo de Olhão, fazia a caldeirada com o „litão" – uma espécie de pata-roxa seca - e depois demolhada por um dia. O mestre fazia um refogado com a cebola, o alho e o tomate e juntava-lhe todos os condimentos, as batatas e o pimento cortado. Regava depois com o azeite. Deixava levantar fervura e juntava-lhe então o „litão". 20 minutos depois a caldeirada saía, e sai, uma delícia.

500 g litão seco
3-4 cebolas
4 dentes de alho
2 pimentos verdes
1 folha de louro
4 tomates maduros
0,5 dl de azeite
500 g de batatas
sal e pimenta
salsa

O Segredo do Chefe
1. Nunca mexa a caldeirada para não a desfazer. Abane somente o tacho, devagar. Retire no fim na vertical com uma espumadeira.

Frango assado com piripiri

Valores Nutricionais:
Glícidos 9 g, gorduras 13,3 g, proteínas 25 g, calorias 244 Kcal.

Este é o conhecido frango assado com piripiri, presente em todos os mercados populares, festas, arraiais e churrasqueiras do país. Esta receita foi-me transmitida pelo meu amigo Romeu. Nos dias de Verão à tardinha lá estava ele à porta do seu „Café Romeu" em Odeceixe, grelhando o „Frango à Romeu". Romeu dizia que o segredo da qualidade era nunca se virar as costas ao frango porque ele "poderia voar!".

1 frango para churrasco limpo, cortado ao meio
1 dl de óleo vegetal
4 c. sopa de massa de pimentão
2 c. sopa de sal grosso
Piripiri a gosto
6 dentes de alho, pisados
2 c. chá de colorau
2 c. chá de orégão

1. Misture todos os condimentos com metade do óleo até obter uma pasta homogénea. Esfregue bem as metades do frango com alguma desta pasta e ponha-o de lado a tomar paladar durante 1 hora.
2. Misture o resto da pasta com o resto do óleo.
3. Grelhe o frango num grelhador de carvão com boas brasas. Vá virando e pincelando o frango com o resto da pasta. A pele do frango deve ficar dourada e tostadinha. Se deixar queimar, irá comer um frango acre, seco e a saber a carvão. Siga o conselho do Romeu. Não lhe vire as costas. Tenha uma garrafa de água por perto para apagar alguma chama que se forme.
4. Acompanhe com batata frita e salada.

Galinha caseira à serrana

Valores Nutricionais:
Glícidos 29,8 g, gorduras 37 g, proteínas 33,7 g, calorias 538 Kcal.

1 galinha> 1200 g, pronta a cozinhar
2 c. sopa de farinha
80 g de presunto, picado
3 c. sopa de azeite
1 cebola, picada
2 dentes de alho, picadinhos
1 lata grande de tomate pelado, picado
1 c. chá de açúcar
½ pimento, cortado em fatias
½ chouriço de carne, cortado em rodelas
1 c. chá de piripiri
1 c. chá de colorau
1 raminho de salsa
1 folha de louro
½ garrafa de bom vinho branco
1 cálice de aguardente
½ copo de vinho do Porto

1. Tire a pele à galinha, corte-a em bocados, tempere-os com sal e piripiri. Depois polvilhe os bocados com farinha.
2. Num tacho grande, frite levemente o presunto no azeite. Nesta gordura frite também os bocados de galinha.
3. Junte-lhe a cebola, o alho, o tomate picado, o pimento, o colorau, louro, salsa, piripiri e chouriço e misture bem.
4. Regue com o vinho branco, o vinho do Porto e a aguardente, junte o açúcar e deixe ferver tapado, em lume brando, durante 30 a 45 minutos. Retifique o sal.
5. Sirva com batatas salteadas (ver acompanhamentos na pág. 89 a 94).

Galo caseiro de cabidela

Valores Nutricionais:
Glícidos 70 g, gorduras 14 g, proteínas 30 g, calorias 425 Kcal

Esta é uma receita de campo. Encontrar galos vivos na cidade é difícil. Se não encontrar outra possibilidade, espere pelas férias no campo, peça a um vizinho para lhe arranjar um galo, ou uma galinha caseira, já amanhado e com o sangue. Se amanhar você mesmo, não se esqueça de pôr um golo de vinagre no sangue. No norte prepara-se a cabidela com arroz, no sul com batatas. Ambas são bastante saborosas. Esta receita é o petisco ideal para reunir amigos.

Receita para 6 pessoas
Um galo ou galinha caseira com cerca de 2 kg
3 cebolas médias, cortadas em quartos
4 dentes de alho, pisados
½ chouriço, cortado em rodelas
½ dl de azeite
2 folhas de louro
Vinho branco q.b.
1 c. chá de colorau
2 c. sopa de salsa, picada
1 pitada de piripiri
Sal e pimenta
1,5 kg de batatas médias, descascadas

1. Use uma panela ou tacho grande. Corte o galo aos pedaços não muito pequenos e frite-os levemente no azeite. Tempere de sal e pimenta.
2. Junte-lhe o alho, a cebola, o colorau e o louro e vá mexendo.

3. Regue com o vinho. Junte-lhe água quente e o piripiri. Retifique os temperos. Deixe cozinhar durante 1 a 1½ horas. Galo velho leva mais tempo e tem de se ir provando o grau de cozedura. Depois retire o galo e mantenha-o quente.
4. Junte as batatas e o chouriço ao caldo e deixe cozer.
5. Adicione, mexendo, a mistura de sangue-vinagre e a salsa, e leve o galo de volta ao molho. Misture tudo bem, dê-lhe mais uma fervura e sirva.

Coelho à moda de Aljezur
Valores Nutricionais:
Glícidos 4,2 g, gorduras 14 g, proteínas 25 g, calorias 300 Kcal

1 coelho pronto a cozinhar, cortado aos bocados
1 cebola, em quartos
3 dentes de alho, laminados
1 lata pequena de tomate, pelado e picado
1 pimento, cortado em tiras
2 c. sopa de margarina
1 c. sopa de azeite
1 pitada de piripiri
Vinho branco
1 cálice de aguardente
6 folhas grandes de louro
Sal e pimenta

1. Aqueça a margarina e o azeite e frite os bocados do coelho com o alho e a cebola, até esta alourar.
2. Junte-lhe o tomate e o pimento e tempere com o piripiri, sal e pimenta.

3. Regue com o vinho e a aguardente até a carne estar quase coberta, coloque o louro por cima, tape o tacho e deixe cozinhar até o coelho ficar pronto.
4. Acompanhe com fatias de pão frito.

Lebre ou coelho à caçadora

Valores Nutricionais:
Glícidos 8,9 g, gorduras 16,1g, proteínas 26,4 g, calorias 329 Kcal.

Corte a lebre ou o coelho em oito bocados. Ponha-os durante 24 horas na seguinte marinada, preparada num recipiente de barro:
0,75 l de vinho tinto
6 dentes de alho, pisados
2 folhas de louro
Sal e pimenta
2 c. sopa de azeite
1 c. chá de orégão
Retire o coelho no dia seguinte e guarde a marinada.
1 cebola, picada
1 ramo de salsa, picada
8 fatias de bacon
2 dentes de alho, picadinhos
Sal e pimenta
1 c. chá de vinagre
1 c. sopa de carqueja (encontra no mato ou na ervanária)

1. Enrole cada bocado do coelho com uma fatia de bacon. Aperte com uma linha. Coloque os bocados numa caçarola.
2. Junte a cebola, a salsa, o alho, a pimenta, a marinada, o vinagre e a carqueja e deixe estufar uma hora em lume brando com a caçarola tapada. Vá provando o grau de cozedura.

3. Retifique o sal e reduza o molho, em lume forte com a caçarola destapada. Sirva com pão frito e batata a gosto.

Cozido de grão
Valores Nutricionais:
Glícidos 41g, gorduras 16,5 g, proteínas 21g, calorias 351 Kcal.

500 g de grão-de-bico, demolhado durante 24 horas
1 kg de carne de carneiro ou entrecosto
3 c. sopa de margarina
4 dentes de alho
250 g de toucinho fumado, cortado em bocados
1 copo de vinho branco
1 bom chouriço de carne
1 lata de tomate, pelado e picado
250 g de feijão-verde limpo de fios e pontas
250 g de abóbora, sem casca, cortada em cubos
4 batatas grandes
Hortelã

1. Coza o grão e uma cebola, em que espetou alguns cravinhos, em água com sal, durante 20 minutos na panela de pressão. Numa panela normal conte com 1-2 horas, conforme o grão. Grão novo coze mais rápido.
2. Coza à parte a carne, cortada em bocados.
3. Derreta a margarina num tacho e frite ligeiramente o toucinho e o alho. Regue com o vinho. Junte-lhe o tomate. Deixe levantar fervura. Junte-lhe o grão, as carnes, o feijão-verde cortado, a abóbora e as batatas e acrescente com água de cozer o grão, até que tudo esteja ligeiramente coberto. Deixe cozer até as batatas estarem prontas.
4. Uns minutos antes do final da fervura, junte-lhe a hortelã e o chouriço, cortado em fatias grossas.

Carne de porco à alentejana

Valores Nutricionais sem batatas:
Glícidos 10 g, gorduras 17 g, proteínas 49 g, calorias 437 Kcal.

Receita para 5 pessoas
750 g de carne de porco, cortada em cubos
½ l de vinho branco
1 kg de amêijoas
4 dentes de alho
1 c. sopa de pasta de pimentão
50 g de banha ou margarina
1 c. sopa de azeite
2 cebolas, picadas
½ c. chá de piripiri
½ lata de tomate pelado
2 folhas de louro
1 c. sopa de colorau doce
1 ramo de coentros, picado
Sal e pimenta
2 limões, cortados em oito gomos
200 g de azeitonas pretas

1. Ponha a carne numa marinada de vinho branco, 3 dentes de alho, louro, colorau e pimenta durante 3 a 4 horas. Depois retire o alho e o louro. Enxugue a carne, tempere de sal, barre com o pimentão e frite-a na banha.
2. Desprenda o fundo da frigideira com alguma marinada e reduza um pouco o molho. Guarde este molho.
3. Abra as amêijoas num tacho sem água, tapado, em que deitou ¼ l da marinada, um pouco de coentros e pimenta. Vá abanando o tacho para largarem o resto de areia.

4. Deite fora as amêijoas fechadas. Retire as outras. Passe o molho por um pano e guarde também este molho.
5. Faça um refogado com o azeite, a cebola e o alho num tacho. Junte-lhe o tomate cortado em pedacinhos e estufe durante 5 minutos.
6. Junte-lhe as amêijoas, a carne e os molhos.
7. Coza 0,5 kg de batatas cortadas em quartos à parte e 5 minutos antes de servir a carne, junte as batatas ao molho. Deixe-as embeber no molho.
8. Sirva em travessa, decore com azeitonas e gomos de limão e polvilhe com os coentros.

Porco assado com molho de figo
Valores Nutricionais sem batatas:
Glícidos 48 g, gorduras 11g, proteínas 44 g, calorias 487 Kcal.

Receita para 5 pessoas
1 kg de porco para assar (lombo)
1 c. sopa de banha
1 dente de alho, picado
1 c. chá de piripiri
1 c. sopa de massa de pimentão
Algumas folhas de louro
2,5 dl de vinho branco
½ cálice de aguardente
250 g de figos secos picados pela máquina
Sumo de uma laranja
Sal e pimenta
0,5 kg de batata-doce, em gomos, cozida e salteada
100 g de azeitonas pretas

1. Preparar uma pasta com a banha, o alho, o pimentão, o piripiri, o sal e a pimenta. Barre a carne, dê-lhe um golpe

ponha o louro no meio e ate a carne em volta com um fio (veja *Segredo do Chefe*).

2. Coloque-a numa assadeira. Deite um pouco de água e as azeitonas na assadeira e leve ao forno a 200 °C. Durante a assadura regue com o vinho e com o molho que se vai formando. Se a assadeira secar, junte-lhe mais água e abane um pouco. Depois de assada, retire a carne e embrulhe-a em folha de alumínio.

3. Desprenda o fundo da assadeira, fervendo dentro um pouco de água e deite-o numa caçarola. Leve a caçarola ao lume a ferver, junte-lhe a aguardente, a farinha diluída num pouco de água, o sumo e os figos e ferva, mexendo até engrossar.

4. Passe o molho e sirva à parte numa molheira.

5. Sirva com a batata-doce salteada e as azeitonas.

O Segredo do Chefe

Se a carne tiver courato, o que lhe dá mais gosto, corte-o em losangos com uma faca bem afiada, antes de barrar com a pasta. Depois meta o louro partido nos cortes em vez de o colocar no meio. Se a carne não tiver courato, tape-a antes do fim da assadura com folha de alumínio, para não secar demasiado. Regue bem com o molho formado.

Picos (rojões) salteados
Valores Nutricionais:
Glícidos 6,4 g, gorduras 24,5 g, proteínas 35 g, calorias 361 Kcal.

Após a matança do porco come-se os picos, são bocados de carne que sobram e se fritam em banha.

2 kg de carne porco (bife e assar), cortada em bocados
5 dentes de alho, picados
1 c. sopa de orégão
1 c. sopa de vinagre
1 chávena de azeite
2 c. sopa de massa de pimentão
6 folhas de louro
Pimenta em grão, moída
Banha para conservar q.b.

1. Preparar uma pasta com o azeite e os condimentos. Misturar bem os bocados de carne com esta massa.
2. Ponha a carne num tacho ou tigela de barro e guarde num sítio fresco durante 2 a 3 dias. Pelo meio, mexa a carne algumas vezes no tempero.
3. Ao fim desse tempo, dê uma volta rápida à carne em banha bem quente. Guarde novamente no tacho ou tigela, que entretanto lavou, e distribua o louro pelo meio da carne.
4. Derreta o resto da banha e regue a carne até os rojões ficarem cobertos. Cubra com papel vegetal e guarde em sítio fresco ou no frigorífico, onde se conservam bastante tempo.
5. Vá usando à medida da necessidade, fritando os rojões com 1 colher da banha onde estão conservados. Só agora os deve temperar com sal
6. Sirva com batatas, gomos de limão, *pickles* e azeitonas.

Almôndegas fritas

Valores Nutricionais:
Glícidos 11 g, gorduras 22 g, proteínas 27,2 g, calorias 404 Kcal.

500 g de lombo de porco, picado na máquina
1 cebola, picada fininha
Miolo de uma carcaça, amolecido em leite
2 ovos batidos
1 c. sopa de salsa ou de coentros picados, conforme o gosto
1 pitada de açafrão das Índias
1 pitada de gengibre raspado
1 gole de vinagre
50 g de banha para fritar
4 dentes de alho com casca
Sal e pimenta
1 dl de vinho branco seco
2,5 dl de molho de tomate (veja molhos na pág. 87)

1. Coloque a carne numa tigela e junte-lhe todos os condimentos e os ovos. Amasse tudo com um garfo até obter uma massa consistente. Se necessário polvilhe com um pouco de farinha.
2. Aqueça a banha numa sertã. Coloque-lhe dentro os alhos.
3. Humedeça as mãos e comece a fazer as bolinhas de carne com a palma das mãos, passe-as por farinha e frite-as na banha quente até estarem douradinhas. Coloque as almôndegas prontas num tabuleiro de ir ao forno.
4. Solte o fundo da sertã com o vinho, mexendo com um pincel de cozinha e junte-lhe o molho de tomate até ferver.
5. Regue as almôndegas com este molho e leve ao forno a 200 °C até o molho secar um pouco.
6. Sirva com arroz ou sobre pão.

Atum de salada

Valores Nutricionais:
Glícidos 18,9 g, gorduras 26 g, proteínas 15,6 g, calorias 378 Kcal.

2 latas de atum em azeite
500 g de batatas cozidas
1 cebolinha bem picada
4 c. sopa de azeite
2 c. sopa de vinagre
2 ovos cozidos (retire as gemas depois de cozer)
2 ovos cozidos inteiros
1 c. sopa de mostarda
Azeitonas

1. Desfaça o atum em bocadinhos pequenos e deite-o numa saladeira com as batatas cortadas às rodelas.
2. Prepare um molho com o azeite, o vinagre, as gemas cozidas, sal e pimenta e a mostarda. Misture bem os ingredientes.
3. Deite o molho sobre o atum e as batatas e misture muito bem.
4. Decore com rodelas de ovo cozido e azeitonas.

As receitas tradicionais em Portugal
Peixe
Caldeirada à moda de Peniche

Valores Nutricionais:
Glícidos 33,8 g, gorduras 17,7 g, proteínas 71g, calorias 340 Kcal.

Receita para 12 pessoas
4,5 kg de peixe variado, tomado de sal
500 g de amêijoas
200 g de camarões inteiros
3 kg de batatas, cortadas em rodelas grossas
1 kg de cebolas, cortadas em rodelas
1 cebola grande extra, cortada em rodelas para o fim
2 pimentos, cortados em tiras
1,5 kg de tomates maduros ou 2 latas de tomate
4 c. sopa de tomate passado
3 dl azeite
3 dentes de alho, picados
Sal grosso
Pimenta
1 c. chá de piripiri
3 folhas de louro
½ c. sopa de colorau
1 c. chá de orégão
1 copo de vinho branco
1 cálice de vinho do Porto
1 cálice de whisky ou brandy
1 ramo de salsa

1. Cubra o fundo de um tacho grande com 1 dl de azeite. Misture-lhe 2 c. sopa de polpa de tomate e coloque as amêijoas no fundo, para evitar que a caldeirada pegue.

2. Vá depois dispondo em camadas: salsa e alho, cebolas, batatas e pimento sobre os bivalves.
3. Coloque o peixe sobre estes ingredientes, de maneira a que as qualidades mais tenras como o rascasso se sobreponham às mais rijas como a raia e o tamboril. No topo coloque as sardinhas em forma de estrela.
4. Sobre as sardinhas acame o resto da cebola, das batatas e do pimento. Distribua o resto do tomate, esmagado, por cima.
5. Coloque os camarões sobre o tomate.
6. Como última camada use a cebola extra e o resto da salsa.
7. Tempere com sal e pimenta. Junte o piripiri, o louro, o colorau e o orégão. Regue com as bebidas, com o resto do azeite e um copo de água.
8. Tape o tacho e deixe levantar fervura. Depois baixe o lume e deixe cozinhar durante 30 minutos. Pelo meio, pode abanar o tacho uma ou duas vezes. Sirva diretamente do tacho.

Sopa de caldeirada com massinhas
Valores Nutricionais:
Glícidos 7,8 g, gorduras 12,3 g, proteínas 1,6 g, calorias 123 Kcal.

Esta deliciosa sopa é preparada com o resto da caldeirada.

1. Passe o molho da caldeirada por um passador de malha média. Acrescente com um pouco de água. Retifique o sal. Deixe ferver.
2. Junte massinhas e deixe-as cozer durante 10 minutos.
3. Ao servir ponha algumas folhas de hortelã em cada prato.

Pargo ou dourada assada no forno

Valores Nutricionais:
Glícidos 29 g, gorduras 17,2 g, proteínas 48,8 g, calorias 502 Kcal.

1 pargo grande de 2 kg ou um pequeno por pessoa limpos
3 cebolas grandes, cortadas em rodelas
5 dentes de alho, laminados
2 dl de azeite
1 copo de vinho branco
2 folhas de louro
3 tomates, maduros e pelados
4 c. chá de colorau doce
1 ramo de salsa
Sal grosso e pimenta
1 kg de batatas médias, descascadas e cortadas em quartos

1. Dê-lhe um ou dois golpes laterais, oblíquos nos peixes. Tempere de sal por dentro e por fora. Introduza alho nos cortes e o resto do alho e metade da salsa na barriga do peixe.
2. Faça uma cama com 2/3 das rodelas de cebola numa assadeira, regue com um pouco de óleo e deite o peixe sobre a cebola. Entretanto aqueça o forno a 175 °C.
3. Distribua o tomate, esmagando-o sobre o peixe. Tempere o peixe com 2 c. chá de colorau e a pimenta. Deite por cima o louro partido, o resto da cebola e da salsa e regue com azeite. Deite o vinho em volta do peixe. Leve ao forno a assar. Durante a assadura regue o peixe com o molho que se forma.
4. Enquanto o peixe assa, coza as batatas durante 15 minutos. Retire as batatas, polvilhe-as com o resto do colorau, envolva-as em azeite numa tigela e disponha-as em volta do peixe. Regue-as com o molho e deixe-as tostar. Logo que estejam douradas, pode servir o peixe direto da assadeira.

Arroz de tamboril

Valores Nutricionais:
Glícidos 16,8 g, gorduras 19,6 g, proteínas g, calorias 412 Kcal.

Receita para 5-6 pessoas
1 kg de tamboril, cortado em bocados grandes
Farinha
0,1 dl de azeite
2 cebolas médias, picadas
3 dentes de alho, picados
1 folha de louro
½ kg de tomates pelados e triturados ou uma lata
1 raminho de salsa, picado
1 dl de vinho branco
Piripiri
300 g de arroz
Sal e pimenta

1. Temperar o tamboril com sal e pimenta. Passar por farinha e fritar ligeiramente os bocados em azeite num tacho espaçoso. Depois de frito retirar o tamboril e guardar.
2. Refogar no azeite da fritura a cebola, o alho e o louro. Regar com o vinho branco, juntar o tomate e a salsa.
3. Temperar com pimenta e uma pitada de piripiri e deixar fervilhar durante 10 minutos. Prove o molho e se estiver acre junte uma pitada de açúcar. Junte 1 litro de água e deixe levantar fervura.
4. Lave o arroz e deite-o no tacho. Deixe cozer durante 10 minutos, retifique o sal.
5. Meta cuidadosamente os bocados de peixe no arroz e deixe cozer mais 5 minutos. Se necessário juntar mais um pouco de água para que o arroz fique tipo malandrinho.

Bacalhau

O bacalhau salgado é um dos peixes importantes na alimentação do sul da Europa desde o princípio do séc. VI. Ponha o bacalhau de molho 1 ou 2 dias, conforme a grossura, e depois prove uma pequena lasca para saber quanto sal necessita para o cozinhar. **Uma posta de bacalhau médio seco pesa, conforme o corte, cerca de 150 g.**

Arroz de bacalhau com coentros

Valores Nutricionais:
Glícidos 13,5 g, gorduras 8,2 g, proteínas 16,5 g, calorias 225 Kcal.

2 boas postas de bacalhau, demolhado
250 g de arroz carolino, pré-lavado
1 cebola, picada
3 dentes de alho, laminados
2 c. sopa de azeite
1 pitada de sal e pimenta
2 c. sopa de tomate triturado
1 raminho de coentros, cortado em grosso

1. Retire a pele e as espinhas ao bacalhau e parta-o em lascas.
2. Faça um refogado num tacho com a cebola, o alho e o azeite. Misture-lhe o tomate e incorpore no refogado.
3. Junte o arroz e deixe-o refogar levemente. Junte ½ l de água e o bacalhau. Tempere de sal e pimenta, dê uma mexida rápida e deixe cozer durante 10 minutos.
4. Junte os coentros e deixe cozer mais 2 minutos. Se necessário, junte um pouco mais de água. O arroz deve ficar um pouco aguado, ou seja, malandrinho.

Pastéis de bacalhau

Valores Nutricionais por pastel (± 50 g):
Glícidos 2,2 g, gorduras 1,5 g, proteínas 2,7 g, calorias 33 Kcal.

750 g de batatas, cozidas com a casca
500 g de bacalhau, demolhado e cozido
1 cebola grande, picada fina
1 ramo de salsa, picada fina
Piripiri q. b.
1 c. sopa de colorau
Noz-moscada q. b.
2 ovos inteiros
3 gemas
Sal e pimenta
Óleo para fritar

1. Tire as espinhas e a pele e desfie o bacalhau para um pano. Amasse o bacalhau a murro, embrulhado no pano. Pele as batatas e esmague-as com um garfo.
2. Aloure a cebola e a salsa num pouco de margarina.
3. Junte-as ao bacalhau e às batatas e amasse bem com as mãos. Tempere ao seu gosto com o picante, a noz-moscada, o colorau, o sal e a pimenta. Prove a massa!
4. Junte os ovos batidos, depois as gemas, misture bem e deixe arrefecer. Guarde no frigorífico durante algum tempo.
5. Aqueça o óleo numa fritadeira. Mexa novamente a massa. Forme os pastéis com duas colheres de sopa e frite-os até ficarem loirinhos. Deixe-o escorrer sobre papel absorvente.
6. Sabem melhor frios, acompanhados com arroz de tomate.

O Segredo do Chefe
A massa tem de estar bem fria, senão os pastéis ao caírem no óleo podem desmanchar-se.

Bacalhau à Bruxa

Valores Nutricionais:
Glícidos 19 g, gorduras 18 g, proteínas 18,8 g, calorias 472 Kcal.

2 boas postas de bacalhau, demolhado, sem espinhas
0,5 kg de batatas, descascadas e cortadas em palitos
2 cebolas, cortadas em rodelas
3 dentes de alho, laminados
1 dl de azeite
50 g de manteiga
1 pitada de sal e pimenta
1 raminho de salsa
1 c. sopa de vinagre

1. Corte o bacalhau em bocadinhos. Distribua no fundo de um tacho algumas rodelas de cebola, um pouco de salsa, algum alho e a pimenta. Regue com uma colher de azeite e junte a manteiga.
2. Em cima desta camada coloque alguns bocados de bacalhau e algumas batatas. Ponha novamente uma camada de cebola, salsa, alho, pimenta e uma colher de azeite. Vá dispondo assim os ingredientes em camadas e regando com azeite. Salpique com o vinagre e deixe cozinhar bem tapado até as batatas estarem cozidas. Retifique o sal.
3. Serve-se do tacho e rega-se com o molho que se formou.

Bacalhau à Gomes de Sá

Valores Nutricionais:
Glícidos 22 g, gorduras 22 g, proteínas 36,6 g, calorias 413 Kcal.

O Gomes de Sá foi um comerciante-grossista de bacalhau da cidade do Porto. A iguaria foi criada para ele, por um cozinheiro de quem se conhece chamar-se João e que possuía o restaurante Lisbonense naquela cidade.

4 postas de bacalhau, demolhado
500 g de batatas cozidas
1,5 dl de bom azeite
1 dl de leite
3 dentes de alho, picadinhos
2 cebolas, cortadas em rodelas
2 ovos, bem cozidos e cortados em rodelas
Azeitonas pretas
1 raminho de salsa, picada
Sal e pimenta

1. Escalde o bacalhau e tape-o bem durante 20 min. (embrulhe o tacho em folhas de jornal!). Depois enxugue o bacalhau, tire-lhe a pele e as espinhas e pise-o com um garfo para o lascar.
2. Escalde as lascas com o leite a ferver e abafe-as durante 1-2 horas conforme a disponibilidade.
3. Corte as batatas em fatias grossas.
4. Refogue a cebola e o alho no azeite e ponha o refogado num tacho de barro, que possa ir ao forno.
5. Junte-lhe o bacalhau e as batatas e leve ao forno quente a 175 °C durante 15 min. para estufar.
6. Sirva no tacho decorado com azeitonas, salsa e rodelas de ovo. Salpique com a salsa.

Bacalhau à lagareiro

Valores Nutricionais:
Glícidos 14,4 g, gorduras 11,7 g, proteínas 38, calorias 308 Kcal.

4 postas de bacalhau, cortadas em tiras de 3 cm
4 dentes de alho, picadinhos
¼ l de azeite
2 dl de leite
3 c. sopa de farinha
2 ovos, batidos
Pão ralado
Sumo de 1 limão
Sal e pimenta

1. Ponha o bacalhau de molho. Tire-lhe a pele e as espinhas com cuidado para não desmanchar. Coloque-o durante 2 horas numa marinada de leite, alho, sumo de limão, sal e pimenta.
2. Passe os bocados do bacalhau por farinha, pelo ovo e pelo pão ralado.
3. Coloque os panados num tabuleiro de ir ao forno. Regue com azeite em volta e leve ao forno pré-aquecido a 200 °C, até os panados estarem bem dourados.
4. Acompanhe com um puré de batata caseiro (ver acompanhamentos na pág. 89 a 94).

Bacalhau à Braz

Valores Nutricionais:
Glícidos 18 g, gorduras 10,5, proteínas 20,7 g, calorias 243 Kcal.

O Braz (grafia correta na altura) foi um taberneiro do Bairro Alto em Lisboa. O „Bacalhau à Braz" é um prato obrigatório em qualquer cervejaria, por combinar perfeitamente com uma cerveja bem fresca. Em todos os países de língua portuguesa o bacalhau à Braz é muito apreciado.

300 g de bacalhau, cortado em 2 postas, demolhado
0,5 kg de batatas, cortadas em palha*
1 cebolas, cortadas às rodelas finas
½ dl de azeite
Óleo vegetal para fritar
2 ovos
1 dente de alho, picado
1 raminho de salsa, picado
50 g de azeitonas pretas
Sal e pimenta

* Em palitos fininhos de 5 - 6 cm de comprimento.

1. Dê uma escaldadela ao bacalhau, tire-lhe as peles e as espinhas. Amasse-o num pano até que fique bem desfiado.
2. Frite levemente as batatas, tempere de sal, retire-as para papel absorvente e ponha-as de lado.
3. Bata levemente os ovos com alguma salsa. Não ponha sal.
4. Ponha o azeite num tacho. Junte-lhe as cebolas, o alho, as batatas e o bacalhau. Tape o tacho e deixe estufar durante algum tempo.

5. Depois junte os ovos e vá envolvendo tudo com uma colher de pau até que os ovos tomem consistência.

6. Coloque a mistura numa travessa, salpique com salsa picada, tempere com pimenta de moinho e enfeite com as azeitonas.

O Segredo do Chefe

1. A arte é conseguir que os ovos fiquem em flocos pequenos e fofos.

2. Em vez de escaldar o bacalhau, desfaça-o em bocadinhos e use-o em cru depois de demolhado.

3. Em vez de estufar, frite em azeite misturando bem ao bacalhau as cebolas, a batata palha frita e os ovos batidos.

Bacalhau de tomatada

Valores Nutricionais:
Glícidos 9,3 g, gorduras 12 g, proteínas 32 g, calorias 232 Kcal.

4 postas de bacalhau demolhado, cortadas finas
3 c. sopa de farinha
Óleo vegetal para fritar
¼ l de molho de tomate (veja na pág. 87)
2 c. sopa de manteiga
1 c. sopa de salsa, picada
Sal e pimenta

1. Passe o bacalhau pela farinha e frite-o no óleo. Deixe-o escorrer sobre papel absorvente.

2. Junte a manteiga ao molho de tomate. Tempere de sal e pimenta e leve ao lume até a manteiga derreter.

Disponha o bacalhau numa travessa, regue com o molho e polvilhe com a salsa.

Acompanhe com batatas salteadas (ver acompanhamentos na pág. 89 a 94).

Bacalhau à moda de Faro

Valores Nutricionais:
Glícidos 7,6 g, gorduras 12 g, proteínas 23 g, calorias 294 Kcal.

Receita para 6 pessoas
4 postas de bacalhau, demolhado
¼ l de leite
50 g de farinha
1 ovo
1 c. sopa de vinho branco
1 dl de azeite
1 dente de alho, laminado
2 cebolas, cortadas em rodelas
Sal e pimenta

1. Cortar o bacalhau em postas pequeninas.
2. Preparar um polme com a farinha, o leite, o ovo, o vinho branco e uma pitada de sal. Passe as postinhas de bacalhau por este polme e frite-as em azeite.
3. Coloque uma colher de azeite num tacho de barro. Junte-lhe a cebola e o alho. Deixe refogar um pouco com o tacho tapado.
4. Acame as postinhas de bacalhau no tacho e tempere com pimenta. Tape e coza em lume brando até que a cebola esteja meio cozida.
5. Sirva com arroz de alho e uma salada mista.

Carnes

Iscas à lisboeta

Valores Nutricionais: Glícidos 32,1g, gorduras 23,7 g, proteínas 41g, calorias 483 Kcal.

As iscas são apreciadas em Lisboa desde o séc. XIX.
750 g de fígado de porco, cortado fininho (veja o *Segredo do Chefe*)
2 cebolas, cortadas em rodelas
2 c. sopa de farinha de trigo
4 dentes de alho, picadinhos
1 copo de vinagre
1 copo de vinho branco
1 folha de louro
2 c. sopa de *ketchup* (ou 1 c. sopa de tomate concentrado)
3 c. sopa de banha
1 kg de batatas, cortadas em quartos
1 c. sopa de salsa, picada
Sal e pimenta

1. Ponha as iscas numa marinada preparada com vinagre, alho, sal, pimenta, louro e *ketchup* durante algumas horas para as limpar e temperar. No fim descarte a marinada.
2. Frite as iscas em banha e guarde-as num lugar quente. Passe as rodelas de cebola por farinha, frite-as na gordura de fritar as iscas e coloque-as sobre as mesmas.
3. Desprenda o fundo da frigideira com o vinho branco, passe por um passador e sirva este molho numa molheira, acompanhando as iscas.
4. Como acompanhamento recomendam-se as batatas cozidas, salpicadas com salsa picada.

O Segredo do Chefe
1. As iscas conseguem-se fininhas, congelando levemente o fígado e cortando-o ou numa máquina de cortar fiambre ou com uma faca de filetar. Frite-as em banha de porco.

Carneiro ou borrego à jardineira
Valores Nutricionais com batatas:
Glícidos 30,9 g, gorduras 30 g, proteínas 60 g, calorias 550 Kcal.

Carneiro e o borrego são especialidades muito populares no norte do país. Há quem não aprecie esta carne, devido ao cheiro e sabor característico, que o sebo (*bedum*) lhe dá. Veja o "*O Segredo do Chefe*" a seguir.

1,5 kg de carneiro ou borrego para guisar
(de preferência lombada e pescoço)
3 c. sopa de azeite
2 cebolas, cortadas em quartos
3 dentes de alho, laminados
250 g de ervilhas frescas ou de lata (escorridas)
1 kg de batatas, descascadas e cortadas em quartos
4 cenouras, cortadas em rodelas grossas
1 pimento, cortado em tiras
1 nabo, cortado em rodelas e depois em palitos
½ l de vinho branco
1 cálice de brandy
½ c. chá rasa de cominhos
1 folha de louro
Sal e pimenta

1. Corte a carne aos bocados não muito pequenos e core levemente em azeite, mexendo-a bem no tacho.
2. Tempere com sal e pimenta e junte-lhe o alho e a cebola. Regue com o brandy. Deixe fritar mais um pouco, mexendo.
3. Junte o vinho branco e acabe de cobrir as carnes com água. Deixe levantar fervura e coza durante 30 minutos.
4. Junte todos os legumes, acrescente a água necessária para que estes estejam minimamente cobertos. Retifique o sal e junte os cominhos e o louro. Deixe ferver em lume brando em tacho meio destapado, até os legumes estarem cozidos.
5. Retire do lume e deixe descansar, com o tacho tapado, durante um quarto de hora antes de servir.

O Segredo do Chefe
1. Limpe bem a carne. Pode demorar um pouco, mas torna-se necessário se não gosta do sabor intenso do carneiro.
2. Antes de cozinhar, frite as carnes levemente, mexendo-as bem para derreter restos de gordura. Este processo reduz um pouco o tempo de cozedura.
3. Habitue-se a temperar estas carnes com temperos de sabor forte como cominhos, cravinho, rosmaninho ou alecrim.
4. Limpando bem as carnes de peles, nervos, sebos e em especial dos tendões, uma prática judaica de preparar o carneiro, o sabor torna-se menos intensivo.
5. Teste de cozedura: Aconselho a provar algumas vezes durante a cozedura. O carneiro não deve cozer demais, porque se desfaz. Mas existem carneiros velhos...

Carne guisada com esparguete
(A única receita de esparguete à portuguesa)

Valores Nutricionais:
Glícidos 27 g, gorduras 9,2 g, proteínas 29 g, calorias 326 Kcal.

500 g de rojões de porco, cortadas em bocados pequenos
1 cebola, cortada em quartos
1 c. sopa de azeite
2 dentes de alho, socados
1 lata de tomate pelado, picado
1 c. chá de açúcar
½ copo de vinho branco
1 Folha de louro
Sal e pimenta
300- 400 g de esparguete
Folhas de alface, cortadas muito fininhas

1. Numa panela de pressão, core a carne, mexendo-a em azeite quente. Junte-lhe a cebola, o alho, o tomate, o louro e o vinho. Tempere de sal e pimenta. Deite água até cobrir a carne, tape a panela e deixe cozinhar durante 12 minutos. Deixe arrefecer e abra a panela.
2. Deite-lhe um pouco mais de água - a necessária para cozer a massa.
3. Junte o esparguete e deixe-o cozer durante 7-8 minutos com a panela destapada. Mexa de vez em quando para a massa não colar. O molho deve engrossar um pouco.

Segredo do Chefe
Sirva numa travessa, salpicado com a alface e temperado com pimenta moída na altura.

Cozido à portuguesa

Valores Nutricionais:
Glícidos 34,8 g, gorduras 48,1g, proteínas 51,4 g, calorias 785 Kcal.

O cozido é o prato nacional n. 1 em Portugal. Embora exista noutros países, como o *„Bolito misto"* na Itália ou o *„Pote Gallego"* em Espanha, em nenhum deles é tão bem apresentado como em Portugal. Devido ao seu valor nutritivo, não deve ser comido ao jantar. É uma refeição para um dia.

Receita para 8-10 pessoas
750 g de carne de vaca
250 g de entremeada, tomada de sal
2 chispes cortados em pedaços
½ frango cortado em bocados
½ chouriço de carne
1 farinheira
½ morcela de porco
1 kg de batatas médias
4 cenouras inteiras
4 nabos, cortados em quartos
1 couve branca limpa, cortada em quatro
1 repolho, cortado em quatro
250 g de feijão catarino
250 g de arroz
Sal e pimenta

1. Coza o feijão e a carne numa panela de pressão, cobertos de água com sal e pimenta durante 15 minutos. Retire as carnes, passe o caldo pelo passador e ponha os feijões de parte numa parte do caldo quente.
2. Coza os legumes e os enchidos no resto do caldo.

3. Coza o arroz durante 15 a 20 minutos em caldo resultante da cozedura dos legumes. Use duas partes de caldo para uma de arroz.
4. Coloque as carnes e os enchidos no resto deste caldo e deixe levantar fervura.
5. Numa travessa disponha as carnes cortadas aos bocados, rodeadas com os legumes. Regue o conjunto com caldo bem quente.
6. Sirva o arroz e o feijão à parte.

O Segredo do Chefe
Nunca junte outros temperos, nunca carne de caça, restos ou miúdos de aves.

Feijoada à transmontana
Valores Nutricionais:
Glícidos 23,9 g, gorduras 26,5 g, proteínas 38,6 g, calorias 504 Kcal.

Na origem este prato era feito com lentilhas ou grão-de-bico. Devido ao longo prazo de conservação de todos os seus ingredientes (secos, fumados e salgados) a granzada era a refeição padrão dos oficiais a bordo das caravelas, embora considerado como rancho melhorado. Mais tarde, foi a refeição por excelência nas plantagens do Brasil embora de confeção mais simples e aí passou a ser preparada com feijão e a chamar-se feijoada sendo o prato nacional n. 1 no Brasil.

0,5 kg de feijão catarino ou preto (ou lentilhas)
0,5 kg de carne de porco (ou carne seca no Brasil)
1 chouriço de carne, cortado em rodelas grossas
1 morcela, cortada em rodelas grossas
1 orelha de porco salgado, bem limpa e lavada
500 g de toucinho fumado, cortado em bocados

1 pé de porco, bem limpo e partido em bocados
1 cebola grande, cortada em quartos
3 cenouras, cortadas em rodelas finas
2 dentes de alho
3 c. sopa de azeite
1 lata de tomate pelado
1 c. chá de sálvia
1 c. chá de cominhos
1 copo de vinho branco
300 g de arroz

1. Ponha o feijão de molho durante 24 horas.
2. Coza o feijão com as carnes e a sálvia, cobertos de água, sem os enchidos nem sal, numa panela de pressão, durante aprox. 15 a 20 minutos. Atenção: Feijão novo coze mais rápido.
3. Prepare, num tacho grande, um refogado com a cebola, as cenouras, o alho e o azeite. Junte o tomate esmagado, os cominhos e o vinho. Mexa e deixe estufar durante 15 minutos.
4. Junte a este molho os feijões, as carnes e os enchidos. Acrescente com algum caldo de cozer os feijões e cozinhe mais 15 minutos, em lume brando, retificando o sal.

Lacão de porco ou javali no forno
Valores Nutricionais:
Glícidos 1,8 g, gorduras 21,2 g, proteínas 70 g, calorias 514 Kcal.

2 lacões de porco, com a pele cortada em losangos
1 c. chá de colorau
4 dentes de alho, picadinhos
1 c. chá de manjerona
1 c. sopa de azeite
Sal e pimenta
2,5 dl de vinho branco ou tinto (para o javali)
Para o molho:
1 c. sopa de azeite
1 dente de alho inteiro
2 gemas
1 limão

1. Coza os lacões em água e sal durante 5 min.
2. Entretanto, aqueça o forno a 220 °C e misture as especiarias com 1 c. sopa de azeite. Retire os lacões da água, deixe-os arrefecer e barre-os com a mistura. Guarde a água.
3. Leve os lacões ao forno até que a pele estale (pode demorar 2 horas e meia conforme o tamanho), virando-os várias vezes e regando com o molho que se vai formando. ½ hora antes do final da assadura regue com o vinho frio ou cerveja, em vez de molho.
4. Após a assadura embrulhe os lacões em folha de alumínio.
5. Prepare o molho. Frite o alho inteiro no azeite e retire-o antes que queime. Deixe esfriar um pouco o azeite.
6. Desprenda o fundo da assadeira usando ¼ de litro de água da cozedura e passe este molho por um passador. Junte-lhe o azeite onde fritou o alho e deixe levantar fervura. Retire do

fogo e ligue o molho com as duas gemas, mexendo. Não leve mais ao lume. Se desejar pode retificar o molho com sumo de limão e uma boa pitada de pimenta.

7. Acompanhe com batatas assadas. Para isso leve-as ao forno a meio da assadura num outro tabuleiro, polvilhada de sal e colorau e embrulhadas em folha de alumínio.

Favas guisadas com chouriço mouro

Valores Nutricionais:
Glícidos 8 g, gorduras 30 g, proteínas 21g, calorias 410 Kcal.

1 kg de favas descascadas
2 c. sopa de azeite
100 g de entremeada magra, cortada fina
1 cebola média, picada
3 c. sopa de massa de pimentão
1 chouriço de carne médio, cortado às rodelas
1 chouriça moura (morcela), cortada às rodelas
1 ramo de coentros
Sal e pimenta

1. Faça um refogado com o azeite, o toucinho e as cebolas num tacho que não deve ser de alumínio.
2. Junte-lhe as favas, uma parte dos coentros e a massa de pimentão. Tempere de sal e pimenta. Acrescente a água suficiente para tapar as favas e deixe ferver.
3. No fim da cozedura junte os chouriços e polvilhe com o resto dos coentros bem picados.
4. No Algarve acompanha peixe frito.

Bifes de cebolada à Chefe

Valores Nutricionais (só bife):
Glícidos 12 g, gorduras 20 g, proteínas 40 g, calorias 400 Kcal.

8 bifinhos de vitela, porco ou peru
Farinha
4 c. sopa de manteiga
2 cebolas, cortadas em rodelas finas
2 tomates maduros, descascados e picados
½ copo de vinho branco maduro
1 folha de louro
1 cravinho
2 ramo de salsa
Sal e pimenta em grão

1. Passe os bifes por farinha. Entale* os bifes um a um em 2 c. sopa de manteiga derretida num tacho. Tempere-os de sal. Mantenha-os quentes.
2. Desprenda o fundo do tacho, mexendo com o vinho branco. Junte-lhe o resto da manteiga, as cebolas, o tomate, o louro, o cravinho, a pimenta moída na altura e a salsa. Deixe estufar até as cebolas cozerem. Reponha os bifes no tacho e deixe-os estufar no molho durante alguns minutos.
3. Acompanhe com puré de batata (veja acompanhamentos na pág. 89 a 94) e legumes.

* Dar uma fritura rápida

O Segredo do Chefe
1. Não tire o bife diretamente do frigorífico para a frigideira porque ele irá ficar rijo. Deixe-o fora do frio, para que tome a temperatura ambiente. Não tempere de sal antes de ao fritar mudar de cor.
2. Nunca bata um bife. Carne de boa qualidade não necessita de ser martelada. Pincele a carne com um pouco de azeite.

Bife à Marrare das sete portas

Valores Nutricionais (só bife com leite):
Glícidos 3 g, gorduras 30 g, proteínas 39,5 g, calorias 378 Kcal.

Este é bife, que o cozinheiro italiano António Marrare preparava no seu café „O Marrare das sete portas", fundado em 1804 no centro de Lisboa, na Rua dos Sapateiros. O segredo do bife está no molho que ele preparava com leite ou com natas. Ou seria leite coalhado? O bife era frito e servido numa frigideira de barro.

4 bifes de vitela ou porco
100 g de manteiga
4 dentes de alho, laminados
¼ l de leite ou natas
Sumo de limão
Sal e pimenta em grão

1. Frite os bifes um a um. Aqueça 1 c. sopa de manteiga numa frigideira individual de barro. Junte-lhe 1 dente de alho. Retire o alho antes de queimar. Frite o bife. Tempere de sal e pimenta.
2. Junte a cada bife leite e bocadinhos de manteiga, abanando a frigideira. Junte o limão lentamente, abanando sempre a frigideira até obter um molho aveludado. O molho não pode desligar. Retifique o sal do molho.
3. O bife é servido na frigideira, „nadando" no molho.
4. Acompanhe à parte com palitos grossos de batata, fritos na altura em azeite, esparregado (ver acompanhamentos na pág. 89 a 94) e pão de trigo.

O Segredo do Chefe
Em vez de leite e manteiga use natas ou „Creme fraîche". Estas variantes são igualmente muito saborosas. Importante é o abanar constante da frigideira, não deixando o molho ferver e agarrar.

Bife à café
Valores Nutricionais (só bife):
Glícidos 3 g, gorduras 30 g, proteínas 39,5, calorias 380 Kcal.

O nome refere-se ao tradicional bife servido no Café Império ou na Cervejaria Portugália em Lisboa. Uma variante ignorante é a de juntar café ao molho. O molho não é nem nunca foi preparado com café.

1. Prepare os bifes como o „Bife à Marrare".
2. Para preparar o molho, bata bem 1 c. chá de farinha, 4 c. chá de sumo de limão e 4 c. chá de mostarda em ¼ l de leite. Deite a mistura na frigideira, mexendo bem até obter um molho aveludado. Retifique o sal.
3. Acompanhe à parte com palitos grossos de batata, fritos em azeite na altura, esparregado (ver acompanhamentos na pág. 89 a 94) e pão de trigo.

Caça

Javali à Transmontana

Valores Nutricionais:
Glícidos 1,8 g, gorduras 21,2 g, proteínas 70 g, calorias 514 Kcal.

1 kg de lombo de javali
3 cebolas, cortadas em quartos
2 pimentos, cortados em tiras
1 funcho, cortado em tiras fininhas
2 c. sopa de banha
1 c. chá de colorau
Piripiri
½ l de caldo de carne
1 dl de vinho tinto
Sal e pimenta

1. Misture o colorau com o piripiri, o sal, a pimenta e 1 fio de azeite até obter uma pasta. Barre com ela o lombo e core-o em volta na banha derretida. Coloque o lombo num tacho.
2. Junte-lhe as cebolas, os pimentos e o funcho. Regue com o caldo e o vinho e deixe estufar, tapado, durante um mínimo de 1 hora. Prove o nível da cozedura. Se necessário estufe mais uma meia hora. Depois destape e ferva em lume forte, para reduzir um pouco o molho.
3. Acompanhe com arroz ou batata salteada, uvas em vinho do Porto e couve-de-Bruxelas (ver acompanhamentos na pág. 89 a 94).

Perdiz com puré de ervilhas

Valores Nutricionais:
Glícidos 8,2 g, gorduras 14,8 g, proteínas 59 g, calorias 432 Kcal.

As perdizes depois de mortas deverão pendurar-se durante algum tempo, para alcançarem o „tal sabor"- dizem os caçadores.

2 perdizes, bem limpas, prontas a cozinhar
Algumas fatias de toucinho fumado (bacon)
12 cebolinhos, cortados
4 cenouras pequenas, cortadas em quadradinhos
Algumas fatias de nabo
2 c. sopa de manteiga
1 copo de vinho branco maduro
½ l de caldo de aves
1 raminho de rosmaninho ou alecrim
1 raminho de tomilho
Sal e pimenta

1. Tempere as perdizes por dentro e por fora com sal.
2. Albarde (envolva) as perdizes com as fatias de toucinho e aperte com uma linha ou cordel.
3. Prepare num tacho um refogado com a manteiga, os cebolinhos e a cenoura. Core as perdizes no refogado. Regue com o vinho branco, o caldo e um pouco de água, se necessário, para cobrir as perdizes. Junte-lhe as ervas atadas num raminho, retifique o sal e cozinhe tapado, durante 2 horas em lume brando. No fim retire o ramo de ervas.
4. Sirva em metades com um puré de ervilhas (ver acompanhamentos na pág. 89 a 94) e fatias de nabo, entretanto cozidas no molho. Sirva o molho passado numa molheira.

Molhos
Molho de tomate

Valores Nutricionais por 100 g:
Glícidos 5,6 g, gorduras 3,6 g, proteínas 0.8 g, calorias 76 Kcal.

1 c. sopa de azeite ou manteiga
1 cebola média, picada
1 cenoura, cortada em cubinhos
1 folha de louro
1 c. chá de orégão
1 c. sopa de aipo, picado
2 embalagens grandes de polpa de tomate, ou
2 latas de tomate, pelado e picado
1 pitada de açúcar (se usar tomate de lata)
Sal

1. Fazer um refogado com a cebola, a cenoura, o aipo, o louro e o azeite ou a manteiga.
2. Junte o tomate, o orégão e o açúcar, mexa e cozinhe em lume brando, durante 20 min. Junte um pouco de água, tempere com uma pitada de sal. Deve ficar quase insonso. Deixe cozinhar mais 20 min.
3. Retire a folha de louro e passe a puré com uma varinha mágica. Deixe cozinhar até ficar espesso. Prove e corrija o sabor com açúcar, caso esteja acre. O tomate de lata é por vezes um pouco azedo.

O Segredo do Chefe
a) Refine com este molho outros molhos.
b) Prepare uma sopa de tomate rápida.
c) Prepare um „Esparguete à napolitana" só com o molho.
d) Use para qualquer massa à bolonhesa.

Molho de manteiga

Valores Nutricionais por 100 g:
Glícidos 0 g, gorduras 84,5 g, proteínas 0, calorias 698 Kcal.

125 g de manteiga
2 c. sopa de margarina
Sumo de ½ limão
Pimenta
Salsa, muito picada

1. Derreta a margarina.
2. Junte, mexendo, a manteiga, a pimenta e a salsa.
3. Pode usar com todos os grelhados.

Molho para saladas (Vinaigrette)

Valores Nutricionais por 100 g:
Glícidos 0 g, gorduras 29,2 g, proteínas 0, calorias 263 Kcal.

2 c. sopa de azeite
1 a 2 c. sopa de bom vinagre conforme o gosto
1 c. sopa de vinho branco
1 c. sopa de água
1 c. chá de mostarda
1 c. chá de orégão
Sal e pimenta

1. Bata os condimentos muito bem, até obter um molho denso.

Acompanhamentos

Arroz branco de refogado (solto)

Valores Nutricionais:
Glícidos 9,3 g, gorduras 3 g, proteínas 1,4 g, calorias 70 Kcal.

1 c. sopa de azeite
1 cebola, picada fininha
1 dente de alho, laminado
1 folha de louro
300 g de arroz do tipo agulha
0,75 l de água

1. Prepare um refogado num tacho com o azeite, a cebola, o alho e o louro. Quando a cebola alourar, deite-lhe o arroz, tempere de sal, mexa e deixe-o envolver um pouco na gordura.
2. Junte a água, mexa o arroz com um garfo e deixe cozer durante 15 minutos. Passe para um passador e regue com um pouco de água quente.

Arroz de tomate

Valores Nutricionais:
Glícidos 11g, gorduras 3,3 g, proteínas 2 g, calorias 81 Kcal.

1 c. sopa de azeite
1 cebola, picada
1 dente de alho, picado
1 folha de louro
4 tomates, bem maduros, pelados e picados
1 c. sopa de salsa, picada
0,75 l de água

350 g de arroz

1. Prepare um refogado num tacho com o azeite, a cebola, o alho e o louro. Quando a cebola alourar, deite-lhe o tomate e deixe estufar um pouco. Junte-lhe o arroz e tempere de sal. Mexa e deixe-o envolver um pouco na gordura.
2. Junte a água, mexa o arroz com um garfo e deixe cozer durante 15 minutos. Se necessário, junte mais um golo de água, pois o arroz deve ficar um pouco aguado.
3. Salpique com a salsa e mexa com um garfo. Sirva logo.

Esparregado

Valores Nutricionais:
Glícidos 3,9 g, gorduras 0,8 g, proteínas 6,9 g, calorias 125 Kcal.

1 bom molho de folhas de couve ou espinafres
3 c. sopa de azeite
1 cebola pequena picada
1 dente de alho inteiro
1 folha de louro
1 c. sopa de farinha, dissolvida num pouco de natas
1 c. chá de vinagre
Sal e pimenta

1. Coza a couve em água e sal. Se usar espinafres use só ½ chávena de água sem sal. Escorra e pique fininho.
2. Prepare um refogado com o azeite, a cebola, o alho e o louro. Junte depois a hortaliça, tempere com pimenta e vá estufando, mexendo sempre. Retire o alho e o louro.
3. Engrosse com a farinha dissolvida nas natas. Retifique os temperos, junte o vinagre e deixe cozer mais um pouco. Cuidado, agarra com facilidade, por isso mexa sempre.

Couve-de-Bruxelas

1. Limpe as couves. Coza-as durante 15 minutos, destapadas, em água com sal, uma pitada de açúcar e noz-moscada.
2. Depois de escorridas, passe-as rápido por manteiga numa frigideira e sirva.

Batatas salteadas com cominhos

Valores Nutricionais:
Glícidos 22,5 g, gorduras 7,5 g, proteínas 3 g, calorias 162 Kcal.

600 g de batatas mal cozidas, cortadas em rodelas, gomos ou cubos
Óleo para fritar
1 cebola média, cortada em rodelas
2 c. chá de sementes de cominho
Sal e pimenta

1. Aqueça bem o óleo. Frite as batatas até mudarem de cor.
2. Junte as cebolas e os cominhos e deixe fritar levemente.
3. Tempere com sal e pimenta e deixe-as escorrer sobre papel absorvente. Sirva-as cobertas com a cebola.

Uvas em vinho do Porto

Valores Nutricionais:
Glícidos 13,2 g, gorduras 10,8 g, proteínas 0 g, calorias 151 Kcal.

400 g de uvas, descascadas
4 c. chá de açúcar
2 c. sopa de vinho do Porto
50 g de manteiga

1. Ferva o açúcar em 3 c. sopa de água numa caçarola, até ao ponto de calda (cerca de 5 minutos).
2. Junte-lhe as uvas, o vinho do Porto e a manteiga lentamente, abanando sempre a caçarola. Retire com uma espumadeira.

Migas com toucinho fumado
Valores Nutricionais:
Glícidos 40 g, gorduras 24 g, proteínas 6 g, calorias 430 Kcal.

Receita para 6 pessoas
500 g de pão caseiro (centeio ou misto) de véspera
50 g de entremeada magra, cortada em tirinhas
4 dentes de alho, laminados
1,5 dl de bom azeite
1 ramo de coentros, picadinho
Pimenta

1. Corte o pão em cubos para uma tigela. Regue com a suficiente água quente para o humedecer. Pode amassar com as mãos. Pise-o um pouco e deixe descansar tapado.
2. Num tacho, frite o toucinho numa colher de azeite. Junte o alho e o pão e mexa com uma colher de pau.
3. Vá fritando, deitando azeite aos poucos e virando até atingir uma consistência não muito mole. Tempere com pimenta, retifique o sal, polvilhe com coentros e dê-lhe a forma de uma omeleta. Corte em fatias largas.

Puré de ervilhas

Valores Nutricionais:
Glícidos 15,6 g, gorduras 1,4, proteínas 8,7 g, calorias 127 Kcal.

1 kg de ervilhas descascadas ou 2 latas médias
1 c. chá rasa de açúcar
1 - 2 c. sopa de natas
1 pitada de noz-moscada
Sal e pimenta

1. Coza as ervilhas em água com pouco sal, açúcar e a noz-moscada. As ervilhas de lata já têm sal e só necessitam de levantar fervura. Escorra as ervilhas num passador.
2. Pise num passador de rede com uma colher, descarte as cascas, tempere com pimenta e misture com as natas até obter um puré aveludado.

Puré de cenoura

Valores Nutricionais:
Glícidos 1,8 g, gorduras 0,8 g, proteínas0,6 g, calorias 20 Kcal.

8 cenouras médias, raspadas
Os condimentos do puré de ervilhas

1. Coza bem as cenouras em água e sal. Coe num passador. Ao pisar pode juntar um pouco de água da cozedura.
2. Junte as natas e aqueça num pouco de manteiga, mexendo, até obter um puré aveludado. Não deixe ferver.

Puré de batata caseiro

Valores Nutricionais:
Glícidos 29,5 g, gorduras 7,1g, proteínas 4,66 g, calorias 205 Kcal.

1 kg de batatas descascadas, cortadas ao meio
200 ml de leite ou natas
1 c. sopa de manteiga
1 pitada de noz-moscada, raspada
Sal e pimenta

1. Coza as batatas em água com sal.
2. Passe-as pelo passe-vite.
3. Aqueça o leite ou as natas com a manteiga, a pimenta, a noz-moscada e uma pitada de sal.
4. Misture com as batatas, batendo bem com batedor de varas.

Sobremesas & Doces

Pastéis de batata-doce

Valores Nutricionais por pastel:
Glícidos 19, gorduras 2,2, proteínas 1,4 g, calorias 132 Kcal

250 g de farinha de trigo
2 c. sopa de margarina
1 c. sopa de azeite
Óleo para fritar
Para o recheio:
500 g de batata-doce, cozida com sal e passada a puré
250 g de açúcar
1 pitada de canela
1 c. chá de raspa de limão

1. Prepare a massa. Peneire a farinha para uma tigela e faça uma cova no meio. Ponha a margarina e o azeite ao lume brando. Quando derreter, misture à farinha. Ligue bem e vá deitando água morna com uma pitada de sal até formar uma bola. Sove a massa muito bem e deixe repousar durante 30 minutos.
2. Entretanto misture numa caçarola o puré de batata, o açúcar, a canela e o limão. Aqueça um pouco, mexendo com uma colher de pau e deixe esfriar.
3. Estenda a massa com um rolo. Coloque montinhos de recheio sobre metade da massa, cubra com a outra metade e corte os pastéis em meia-lua com o rebordo de uma chávena, pressionando este sobre a massa. Também pode usar a tradicional recortilha.
4. Aqueça bem o óleo e frite os pastéis. Polvilhe-os com açúcar.

Arroz doce
Valores Nutricionais:
Glícidos 16,7 g, gorduras 3,3 g, proteínas 2,8 g, calorias 132 Kcal.

7,5 dl de leite
250 g de arroz de bago redondo
250 g de açúcar
3 gemas
1 pau de baunilha
1 pitada de sal
Canela

1. Coza o arroz no leite com uma pitada de sal e o pau de baunilha, durante 15 minutos. Depois retire o pau de baunilha.
2. Envolva com as gemas batidas e o açúcar e deixe cozer mais 5 minutos.
3. Divida por pratinhos de sobremesa, decore com a canela e sirva depois de frio. É hábito escrever-se nomes ou fazer desenhos com a canela sobre o arroz doce.

Belhoses
Valores Nutricionais:
Glícidos 13,2 g, gorduras 1g, proteínas 1,1g, calorias 60 Kcal.

1,2 kg de abóbora, descascada, sem pevides
e cortada em cubos
1 gema
Casca de laranja raspada q.b. (laranja biológica)
100 g de farinha
1 c. chá de fermento
2 c. sopa de açúcar, misturadas com 1 de canela.
Óleo para fritar

1. Cozer a abóbora com um puco de sal, escorrer e passar a puré. Junte-lhe a gema batida e a raspa da laranja.
2. Misture a farinha com o fermento e um pouco de água morna e depois muito bem com o puré.
3. Com duas colheres de sopa forme os bolinhos e frite-os em óleo bem quente. Deixe escorrer sobre papel absorvente.
4. Polvilhe com a mistura de açúcar e canela.

Sericaia ou sericá

Valores Nutricionais:
Glícidos 21g, gorduras 3,6 g, proteínas 3,6 g, calorias 158 Kcal.

Em princípio, a „sericaia" diz-se ser original da zona de Elvas no Alentejo. O nome Sericaia vem porém do malaio „srikaya" (anona) e existe uma receita de um pudim na Indonésia, chamado „Serikaja". Lá pode misturar a polpa de qualquer fruta e substituir o leite por leite de coco. É muito provável que a receita fosse trazida ou levada por portugueses.

6 gemas
150 g de açúcar
2,5 dl de leite
1 c. chá de raspa de laranja
Canela

1. Bata bem as gemas com o açúcar.
2. Ferva o leite com a raspa de laranja. Retire do lume.
3. Junte-lhe as gemas, mexendo sempre.
4. Encha em forminhas untadas com manteiga e leve ao forno bem quente em banho-maria.
5. Polvilhe com a canela e coma com ameixas secas.

Sopa dourada

Valores Nutricionais:
Glícidos 46,8 g, gorduras 95.2 g, proteínas 1,8 g, calorias 284 Kcal.

500 g de açúcar
2,5 dl de água
100 g de pão de trigo, sem côdea, cortado em dados
2 c. sopa de manteiga
100 g de amêndoa raspada
10 gemas batidas
1 c. sopa rasa de canela

1. Ferva o açúcar na água até alcançar o ponto de fio forte (o que corresponde a 8 - 10 min. conforme a fonte de calor.
2. Core o pão em manteiga. Junte ao xarope, mexendo.
3. Junte-lhe depois as amêndoas e as gemas. Mexa sempre até que as gemas cozam.
4. Retire do lume. Deite num prato e dê-lhe o feitio de um bolo. Polvilhe com canela e sirva frio.

Toucinho-do-céu

Valores Nutricionais:
Glícidos 45,6 g, gorduras 16,7 g, proteínas 4,3 g, calorias 360 Kcal.

Este é um exemplo típico da doçaria conventual ibérica. A receita original remonta ao séc. XIV e teria sido criada pelas freiras do Convento do Espírito Santo em Jerez de los Caballeros. A receita seguinte é porém portuguesa.

500 g de açúcar
250 g amêndoa raspada
12 gemas
2 claras
2 c. sopa de farinha
1 c. chá de canela
Açúcar pilé
1 forma redonda e 1 c. sopa de manteiga para a untar

1. Bata as gemas.
2. Batas as claras com a farinha.
3. Leve o açúcar ao lume com 2,5 dl de água e ferva até atingir o ponto de calda (± 5 min.). Junte-lhe a amêndoa e coza um pouco em lume brando. Retire e ponha de lado.
4. Junte as gemas mexendo, a canela e envolva as claras. Leve novamente ao lume e mexa até engrossar, sem ferver.
5. Deite a massa numa forma untada com a manteiga, polvilhe a massa com açúcar pilé e leve ao forno a 150 °C, durante cerca de 1 hora e meia. Para ver se está pronto faça o teste do palito (espete-o no bolo - este deve sair seco) e retire do forno.

Pastéis de nata

Valores nutricionais para um pastel:
Glícidos 24,5 g, gorduras 15,4 g, proteínas 2,2 g, calorias 248 Kcal.

Após a secularização em 1834 os monges do Mosteiro dos Jerónimos inventaram este pastel para se financiarem. A receita é secreta, diz-se, mas as tentativas não o são. Esta é uma delas.

200 g de açúcar
1 dl de água
1 c. chá de água de flor-de-laranjeira
8 gemas
500 ml de natas
1 rolo de massa folhada
Canela e açúcar pilé

1. Aquecer o açúcar na água até atingir o ponto de calda, o que deve demorara 5- 6 minutos.
2. Misture as natas, as gemas, canela e água de flor-de - laranjeira e aqueça novamente mexendo sem parar. Tire do fogo.
3. Unte as formas com manteiga e forre-as com a massa que deve ser fina e cortada em círculos.
4. Deite o creme nas formas e leve ao forno pré-aquecido a 250º até que a massa esteja cozida e o creme mude de cor e empole.
5. Polvilhe com canela ou açúcar pilé ou ambos a gosto.

O curioso "Manjar Branco"

Valores Nutricionais:
Glícidos 44,5 g, gorduras 5 g, proteínas 11,2 g, calorias 255 Kcal.

Receita do 1º livro de receitas português da autoria da infanta D. Maria (1538-1577), neta do rei D. Manuel I. Está guardado na B. N. de Nápoles. O "Mamjar bramquo" era uma entrada ou uma sobremesa conforme os apetites da época.

Receita para 8 pessoas
1 peito de galinha, pronto a cozinhar
250 g de farinha de arroz
¼ l de leite de amêndoa*
¾ l de leite
100 g de açúcar
1 gole de vinagre
Gengibre raspado
Cravinho pisado num almofariz
1 pau de canela
Passas para decorar

1. Coza o peito de galinha em água e sal até o poder desfiar facilmente.
2. Deite o leite num tacho e misture-lhe o açúcar. A esse leite junte o peito da galinha desfiado, a farinha e as especiarias.
3. Leve ao fogo brando, mexendo sem parar. Quando o creme estiver quase cozido prove e retifique de açúcar.
4. Depois de pronto retira-se do fogo, continuando a bater o creme por mais alguns minutos. Retire o pau de canela e deixe arrefecer um pouco ou mesmo esfriar conforme o gosto.
5. Sirva em tigelinhas, polvilhado com açúcar e se desejar junte-lhe algumas passas para decorar.

Ferva miolo de amêndoa em água com uma pitada de sal. Deite num pano, faça uma bola e esprema para um recipiente.